圧倒的に気持ちいいから、キープが続く、効果が上がる！

効かせるヨガの教科書

YOGA

TEXT BOOK

ヨガインストラクター／理学療法士
中村尚人

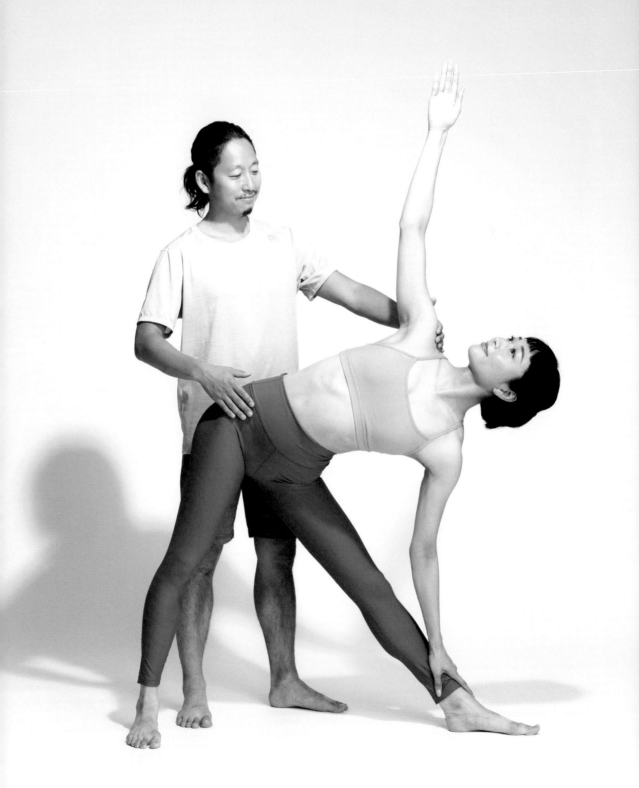

伝統ヨガ×運動学で、
体と心はすぐに変わります

近年、身近な健康法としても、ますます人気が高まるヨガ。

筋力アップ、スタイルの引き締め、不調の解消、意欲の向上など、

ポーズを正しくとって、自分の内側に集中したときの

ヨガが体と心にもたらす効果は、とても大きく、すばらしいものです。

その恩恵を十分に受けとるには、

ヨガにおける体の正しい使い方を知ることが必要です。

体に負担になる方法で行うと、つらくなって続かない、

効果が出にくい、あるいは体を痛めてしまうということも。

この本では、先人たちの知恵の結晶である伝統ヨガを

最新の運動学の観点でとらえ直し、

ヨガのすばらしい恩恵を、安全に、そして最大限に引き出す

「効かせるポイント」をナビゲートします。

ポーズがぐっと楽にとれるようになり、効果も劇的に上がるはずです。

ヨガは、自分をより快適にするためのもの。

ヨガによって無駄な力がストンと抜けた"まっすぐな自分"になれば

忙しくざわつくマインドも、おだやかに、軽く、前向きになります。

そのためのツールとして、本書をぜひ役立ててください。

ヨガインストラクター・理学療法士
中村尚人

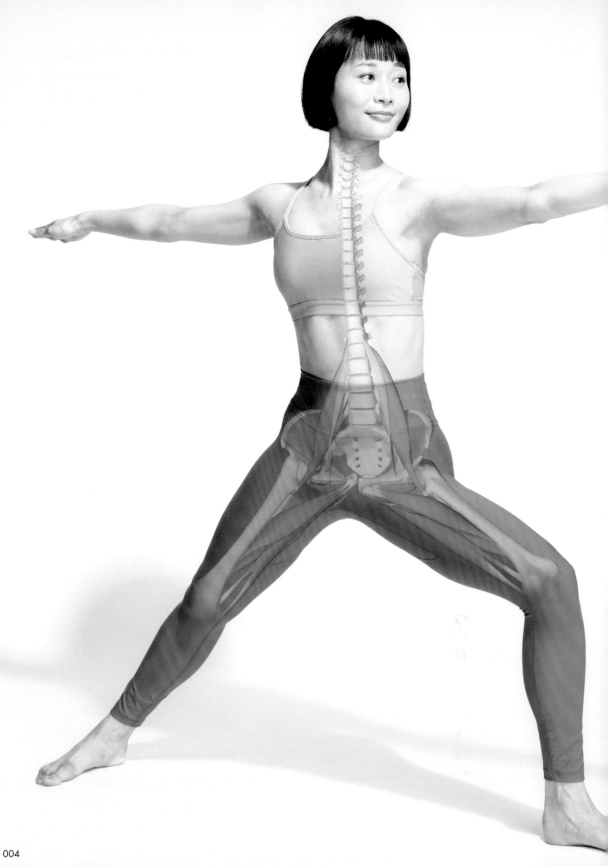

「効かせるヨガ」は、だから効く！

理由 1 最新の運動学でポーズの効果を最大限に引き出す

せっかくヨガをやるなら、効果をしっかり出したいもの。
ヨガ解剖学の第一人者で、理学療法士でもある著者が
体の構造や動きにかなった運動学の視点から
確かな効果をもたらす「効かせるポイント」をナビゲート。

理由 2 圧倒的な気持ちよさで体と心のポジティブな相互作用を生む

本書が追求するのは、とにかく「心地いい」ヨガ。
心地いいからキープできて、ヨガを続けるのが楽しくなり、
体がどんどん整っていきます。
体に無駄な緊張がなくなると、ストレスがあっても
壊れにくい強い心が手に入ります。

効かせるヨガの教科書

CONTENTS

PART 01 ヨガと運動学の 基 礎 知 識

PART 02 効かせるヨガの 基 本 姿 勢

CONTENTS

運動学で答える 効かせるヨガと体のQ&A

CHECK!

ポーズの分類マークについて

本書では、基本ポーズを背骨の動きやポーズのタイプによって8つのカテゴリーに分類しています。
まんべんなく行うことでヨガの効果がさらに期待できるため、ぜひ参考にしてみてください。

背骨の動き

伸ばす

曲げる

反る

ポーズのタイプ

股関節

バランス

ねじる

側屈する

逆転

効かせるヨガ＆YouTube ▶ 利用ガイド

POINT 1
QRコードを読みとり YouTubeで動画を再生

スマートフォンやパソコンでQRコードを読みとれば、動画ページがすぐ開きます。実際のキープ時間がしっかりとってあるから、スタジオのレッスン気分でおうちヨガができる！

🌲 Shufunotomo Movie Channel へGO！

三角のポーズ

POINT 2
ポーズの種類を マークでCHECK！

背骨や体をまんべんなく動かすことで、ヨガの効果はさらにアップ。37の基礎ポーズにはそれぞれ8つのカテゴリーに分かれたマークがついているので、ひと目でポーズが選べます。

>>> p.142 **体の使い方別 ポーズINDEX も参考に！**

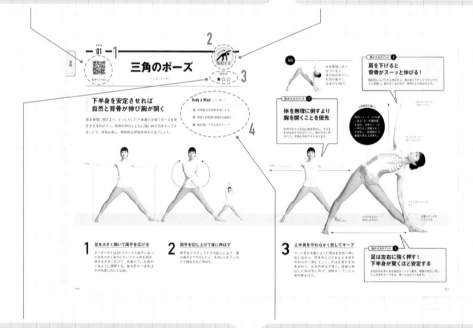

POINT 3
ポーズの難易度が 3段階から選べる！

初心者から経験者まで、知っておきたい37の基礎ポーズをラインアップ。はじめは星1つ&2つのポーズから始め、慣れてきたらむずかしめのポーズにもチャレンジしてみましょう。

POINT 4
体と心への効果が ひと目でわかる！

ポーズを行うときは、その目的を知っておくのも大切なこと。体（Body）への効果はⒷマーク、心（Mind）への効果はⓂマークで示してあるので、体と心に起きる変化をぜひ感じてみてください。

ヨガと運動学の基礎知識

BASIC KNOWLEDGE

01

「ヨガ」ってどんな意味？

体と心を整えて
ネガティブを手放すための
生きる知恵

ヨガを気軽な運動やエクササイズとして楽しむ人がふえています。実は、一般的に「ヨガ」と呼ばれるポーズは、本来のヨガのうち、"アーサナ"と呼ばれるひとつの要素。"アーサナ"とは、長時間の瞑想を続けるための「座法」を意味し、ヨガがめざすものを体得するための姿勢法・体操法という位置づけです。

本来の意味でのヨガとは、生きるうえでの真理に気づき、"悟り"や"覚醒"をめざす修行法のこと。右ページのように８つのステップがあり、"アーサナ"は３段階目にあたります。とはいえ、ヨガはインドの山奥にいる行者のためだけにあるものではありません。"悟り"や"覚醒"は、具体的に言えば、不要なものを手放し、人格的な向上を果たすということ。ヨガは、心身ともに弱りがちな現代人こそぜひ取り入れたい、リアルに役立つ生きる知恵なのです。

私たち人間は、感情に振り回されて生きがちです。けれど不安や恐怖などの感情は、あくまで心の一時的な反応。本来は幸せそのものである、純粋な自分＝「真我（しんが）」とは異なるものです。

瞑想は、こうした心の動きをとり除き、自分への執着やエゴをなくすための手段。その前段階として、体への刺激で内側の感覚に集中するのが"アーサナ"です。心に次々と浮かぶ、不要な感情やストレスを打ち消す練習にもなるでしょう。

「ヨガとは心の働きを制御することである」

YOGAS CHITTA VRITTI NIRODHAH

（ヨーガ・スートラ　第1章　第2節より）

生き方が整う！

ヨガの8つのステップ

ヨガの教典『ヨーガ・スートラ』では、ヨガを実践する方法を
「八支則」と呼ばれる8つの段階であらわしています。"アーサナ"の
先にある精神的な安らぎの世界を知っておくだけでも
ヨガのポーズをもっと深めることができるはず。

禁戒
ヤマ

他人や物に対して、行っ
てはいけないことを示す
5つの心得。うそや暴力、
欲望や執着などを戒める。

勧戒
ニヤマ

自分に対して守るべき、
5つの心得。心身の清潔
を保つ、足るを知るなど
の精神的な修練をいう。

一般的に
いわれる
「ヨガ」は
この段階！

座法
アーサナ

ヨガのポーズのこと。体
の内側に意識を向け、瞑
想に適した座法を身につ
ける練習が本来の意味。

呼吸法
プラーナヤーマ

意識的・規則的な呼吸で、
心身に活力やエネルギー
を与える各種の練習法。
精神的な集中を助ける。

制感
プラーティヤハーラ

感覚の制御。外部の刺激
を五感から引き離してコ
ントロールし、安定した
精神状態を保つ。

集中
ダーラナー

一点集中。意識を対象物
に長時間とどめ、心を集
中させた状態。瞑想の段
階はこの状態からをさす。

瞑想
ディヤーナ

深い瞑想状態。集中のた
めの努力を伴うことなく、
自然と深く静かな精神状
態にある段階。

三昧
サマーディ

ヨガの最終目標。深い瞑
想との融合によって起こ
る、至福の喜び。解脱や
悟りの境地ともいわれる。

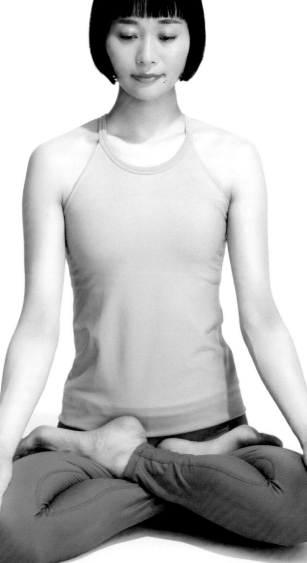

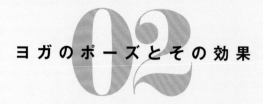

ヨ ガ の ポ ー ズ と そ の 効 果

自分の内側に集中して ストレスに負けない 体と心をつくる

ヨガを行う目的は、第一に心と体を健康にすることです。"アーサナ"は、いわば「感じる練習」。体のどこに、どんな変化があるか。キープを続けたあと、マインドはどう動いたか……。何かを改善するためにヨガを始める人は多くいますが、その効果を得るためにも、内側にわき上がる感覚にフォーカスするのは大切なことです。がんばりすぎるのはむしろNG。姿勢が安定し"充実感"や"爽快感"を感じることを優先しましょう。

本書のヨガでは、生命にとっていちばん重要な脊髄が通る「背骨」をまんべんなく動かす"心地よさ"を重視しています。体幹から動かすことで、無理なくポーズがと

れ、キープも楽になり、各ポーズの効果が得やすくなります。体の左右のバランスをとり、ゆがみを整える効果も。無駄な緊張がとれて、呼吸が楽に、心もスッと軽くなるのを感じるでしょう。

背骨は自律神経とつながっているため、乱れがちなそのバランスを調整する働きも。また、ヨガを行うと"幸せホルモン"といわれるオキシトシンなど、ホルモン分泌が活発になることもわかっています。

ヨガのポーズがもたらすのは、外からの環境要因に負けない体の"恒常性"、そしてストレスでも壊れない、強いマインドです。ぜひ日々の生活にとり入れて、ヨガの恩恵を存分に味わってください。

「アーサナは安定して快適なものでなければならない」

STHIRA SUKHAM ASANAM

（ヨーガ・スートラ　第2章　第46節より）

ヨガのポーズで

体と心がこう変わる！

ヨガのポーズには、心身を健康にするさまざまな目的があります。
目的をしっかり意識することで、効果はさらに高まります。
本書のポーズではそれぞれ、こうした体と心への効果も
紹介しています。ぜひ、参考にしてみてください。

Body

体

筋力
ヨガのポーズは、自重トレーニングとしての意味合いも。自分の体重や重力を利用して、筋力をアップする。

柔軟性
関節を深く曲げたり、伸ばしたりすることで、ふだんは使われずにかたくなりがちな筋肉の柔軟性を高める。

バランス力
片足立ちや、体の一部でポーズをキープ。土台となる体の末端や、体幹部の安定性を高めて平衡感覚を養う。

Mind

心

やる気
おもに胸を広げる動きで、肺を使う胸式呼吸を促進。前向きで、挑戦的な態度と気持ちを生み出す。

集中力
バランス系や、難易度が高めなポーズの場合。注意深く体の状態を観察し、バランスをとって集中力を磨く。

リラックス
背中を広げて背筋をゆるめ、自分の内側を見つめて副交感神経を優位に。強度の高いポーズからの緊張→脱力で、体をリラックスへ導く場合も。

03

ヨ ガ と 体 の 仕 組 み に つ い て

正しい関節の位置や筋肉の使い方で"快適"が実現する

ヨガのポーズを行ううえでなにより重要なのは、"快適"であること。途中のプロセスでも、無理する必要はありません。"いま"を心地よく、楽しめることが、ヨガにおいては大切なことなのです。

ポーズの快適さを求めるうえで役に立つのが、体の構造や動きを知るための「解剖学」や「運動学」。体の柔軟性などには個人差があっても、人体の仕組みには変わらない原則があります。これらの知識は、ケガなく安全に、心地よいポーズを行うための地図やナビゲーションと考えればわかりやすいでしょう。

ヨガでは、体の部位の配列を「アライメント」と呼び、これが正しい位置にあることで"快適"が実現すると考えます。正しいアライメントをとると、関節や筋肉に余分な緊張や負担がかからず、効率的に体を動かせます。これに対して、たとえば肩こりは、筋肉が無駄に使われ、姿勢がゆがんだ、非効率的な体の状態です。

正しいアライメントを意識すると、力の方向性が明確になり、ポーズがもっと楽に、心地よくなります。"心地よさ"は、ポーズの効果を得るためにも欠かせないもの。バランスが安定してゆがみが整うことで、無駄なエネルギー消費のない、ニュートラルな姿勢が身につきます。

note

ヨガと流派について

ヨガには、世界じゅうにさまざまな流派があります。それは、古代インドを起源とする知恵とメソッドが多くの人に実践されてきた結果であり、どの流派が正しい・正しくないということではありません。本書のヨガは、多くの流派を学び、また医療の現場で予防医学の重要性を痛感した著者が、最新の運動学・解剖学によって新たな解釈を加えたもの。ヨガと体の仕組みを理解するため、また安全にヨガを行うための、ツールのひとつとしてとり入れてみてください。

骨の使い方を意識すれば

動きが変わる！

本書のヨガでは、人間の体に本来そなわっている自然な動きの法則を大切にしています。各ポーズにあるポイントや、筋肉についての解説も意識しながら、安全に、心地よくポーズを行ってください。

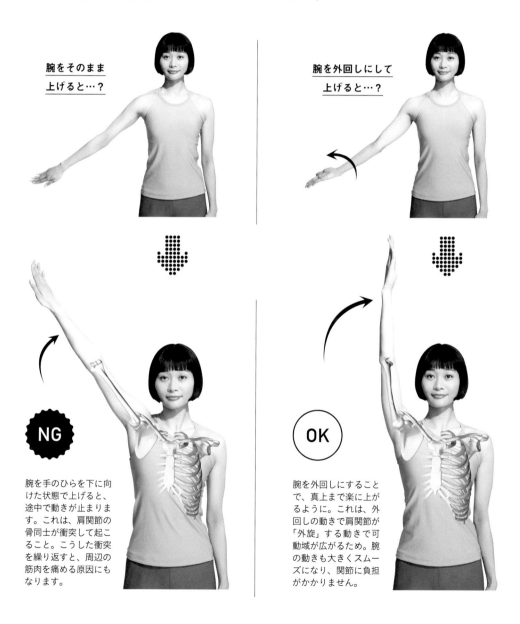

腕をそのまま
上げると…？

腕を外回しにして
上げると…？

NG

腕を手のひらを下に向けた状態で上げると、途中で動きが止まります。これは、肩関節の骨同士が衝突して起こること。こうした衝突を繰り返すと、周辺の筋肉を痛める原因にもなります。

OK

腕を外回しにすることで、真上まで楽に上がるように。これは、外回しの動きで肩関節が「外旋」する動きで可動域が広がるため。腕の動きも大きくスムーズになり、関節に負担がかかりません。

"背骨"から

体を支える背骨から
動かすから
無理なく、効果は最大！

曲げる、反らす、ねじる……。
緊張の多い現代生活でかたくなった背骨を
"運動学"にもとづくヨガで、
柔軟に動かします。
正しいポーズが効率的にとれるから
がんばらなくても胸が心地よく開き、
呼吸も深まります。

動かすことで、
正しくポーズがとれる

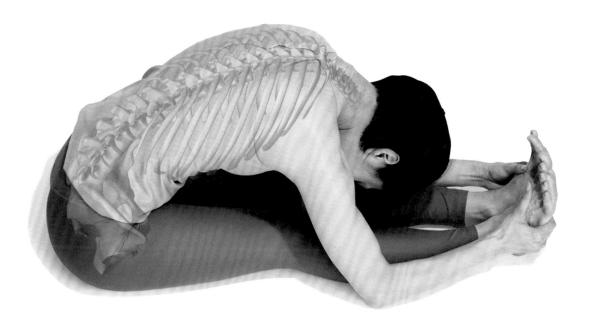

体幹からゆがみを整え
ニュートラルな体と心に

背骨を動かし、左右のバランスが整うと
ストンと力が抜けた、「まっすぐな自分」が
見つかります。背骨を通る"自律神経"の
バランスも整うことで、体も心も
調和のとれた、ニュートラルな状態に。

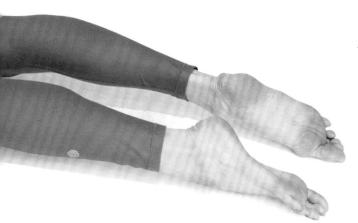

圧倒的に "心地

> "力の方向性" がわかるから
> 無駄な緊張がなく、姿勢が安定。
> ポーズに気持ちよく集中できる

筋肉や骨格の仕組みにかなったポーズで
"効いている" 感覚がしっかり伝わります。
体の内側に広がる、その心地よさを実感するから
長くキープができて、心までフレッシュに。

"いい"から、
キープが続く、効果が上がる

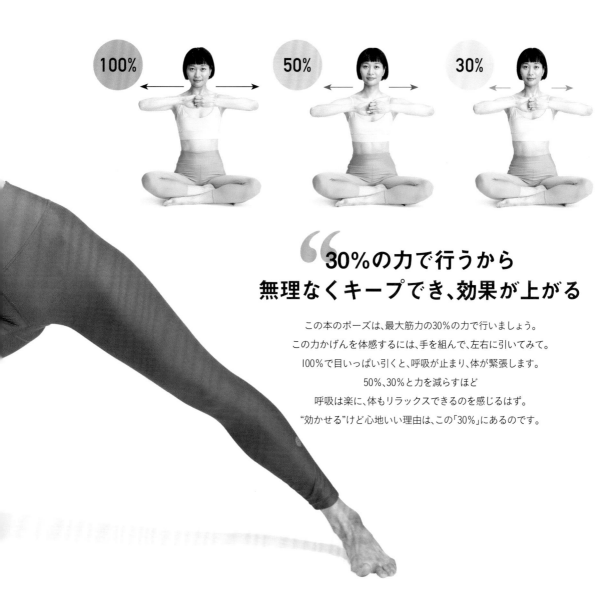

100%	50%	30%

"30%の力で行うから
無理なくキープでき、効果が上がる

この本のポーズは、最大筋力の30%の力で行いましょう。
この力かげんを体感するには、手を組んで、左右に引いてみて。
100%で目いっぱい引くと、呼吸が止まり、体が緊張します。
50%、30%と力を減らすほど
呼吸は楽に、体もリラックスできるのを感じるはず。
"効かせる"けど心地いい理由は、この「30%」にあるのです。

ポーズを〝効かせる〟順番のコツ

ヨガのポーズは、集中して、感じる練習でもあります。ポーズの効果を十分に引き出すには、
ただ漠然と行うのはNG。以下にあげた順番で「いま、何をしているのか」に
しっかり意識を向けていくことで、ポーズをより深く、心地よく感じられるようになります。

1 ALIGNMENT 関節

ポーズを行うときはまず、姿勢に無理な負担がないか、ゆがみがないかをチェック。こうした関節の位置関係は「アライメント」と呼ばれ、ポーズでまず重視されるポイントです。とにかく「快適に」キープすることが大切！

2 DOING 筋肉

関節のアライメントが整うと、体には正しい力の方向性が生まれます。そのうえでポーズを「行い」、キープし続けること。筋肉を使って「どこを、どう働かせているか」をしっかり意識することで、ポーズの効果が高まります。

3 FEELING 内側の感覚

ポーズをキープする間は、内側にわき起こる感覚にフォーカス。呼吸や心拍、血流、内側の伸び、苦しいか苦しくないか、など……。自分を観察することが、心を静めるヨガの瞑想状態へと近づく第一歩にもなるでしょう。

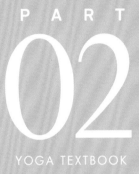

PART

02

YOGA TEXTBOOK

効かせるヨガの
基本姿勢

BASIC POSTURE

立位の基本
ターダーサナ
山のポーズ

立位のポーズで基本になる立ち方です。大切なのは土台を安定させつつ、力みのないニュートラルな姿勢を保つこと。単に「まっすぐ立つ」だけでない、効率のいい体の使い方を覚えましょう。

FRONT

SIDE

頭頂が引き上げられるイメージで背筋を伸ばす

あごは軽く左右に揺すれる程度にリラックス

効かせる筋肉
ちょうようきん
腸腰筋
上半身と下半身をつなぐインナーマッスル。背骨が伸びて安定した姿勢を保つには、この筋肉の働きが重要。

腕の自然な重さにまかせて指先を下に向けると肩が下がる

両足のかかとをつけて足指は自然に開く

腕の重さを使って肩を落とし
その力に逆らって首を伸ばす

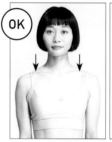
OK

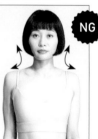
NG

肩が力んで上がると、重心も上になって姿勢のバランスが不安定に。腕と肩の重さを感じながら、背筋を上に伸ばして。首の前後も均等に伸ばしましょう。

ひざが反るほど伸ばすのはNG
軽く揺すれる程度にゆるめて

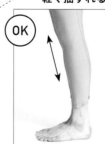
OK

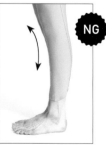
NG

特に関節がやわらかい人の場合、足を強く伸ばすとひざが反って痛める原因にも。軽く曲げ伸ばしできる程度のゆるさをキープして。

足裏のアーチを引き上げる

体重の衝撃を吸収し、バランスを保つ土台となる足の裏。「土踏まず」のアーチがつぶれた状態では、ポーズが安定しません。しっかり引き上げてキープするコツを覚えましょう。

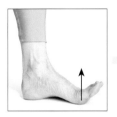 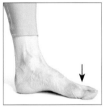

足裏全体を床につけて立ち、いったん指を上に反る。足裏のアーチが引き上がり、土踏まずや、手でふれると足首にもかたい筋を感じるはず。

足裏のアーチの高さをキープしながら、足指を床に下ろしていく。すると、足裏に力が入って、体重を支える土台が安定する。

効かせる筋肉

長母趾屈筋（ちょうぼしくっきん）

すねの内側から土踏まず〜足の親指につながる筋肉。これが働くと、足首が内側に倒れずしっかり支えられる。

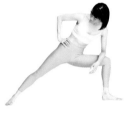

CHECK

ポーズの合間にも両足のアーチを確認

ポーズの最中に両足のアーチが引き上がっているか、目で見て確認しましょう。特に後ろ足のアーチはつぶれやすいので注意。

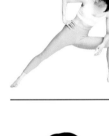

足裏のアーチを引き上げたあとは、親指と小指のつけ根、かかとの中央で支えるように意識。さらに立ち姿勢を支える"かなめ"ともいえる親指の腹で、床をしっかり押さえるように意識。

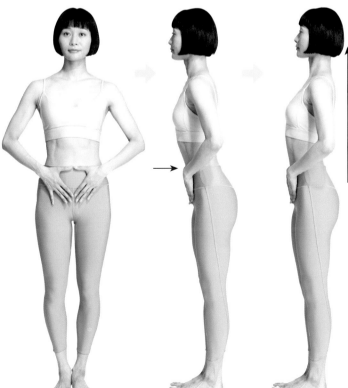

手の三角で骨盤が安定

多くの人が、骨盤が前に出て太ももの前側に寄りかかるような姿勢になりがちです。「腸腰筋」を効かせるワークで骨盤を正しい位置に安定させ、無駄な力みのないまっすぐな姿勢に。

【HOW TO】手で三角形をつくり、おへそに親指を当てて骨盤の位置に沿わせる。この手を後ろに押すようにそけい部（足のつけ根）を引き込んだら、上体を起こして背筋を伸ばす。さらに上の方法で、足裏のアーチを引き上げて。

ダンダーサナ

杖のポーズ

ただ座るのではなく、骨盤を起こし背骨を伸ばすのがコツ。このポーズをとるだけでも、背骨が伸び、背中やおなかの筋肉の強化に。座位のさまざまなポーズや、ヨガの座法(p.30)にも応用できます。

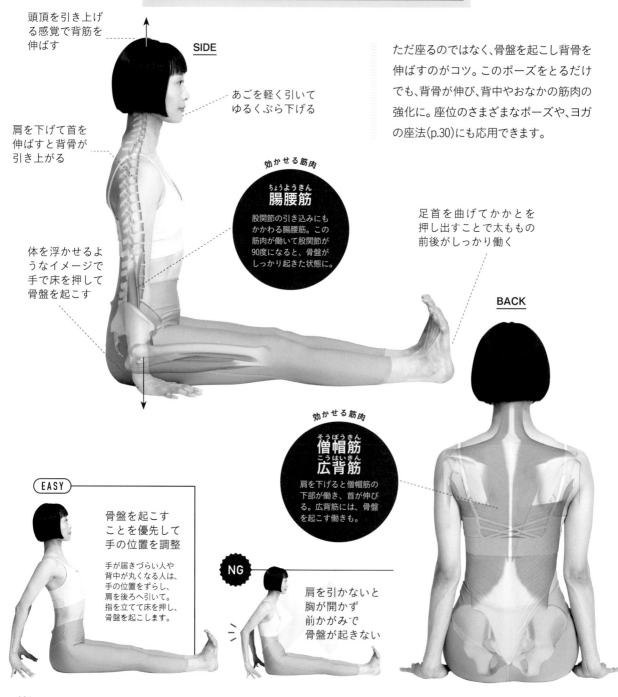

SIDE

頭頂を引き上げる感覚で背筋を伸ばす

あごを軽く引いてゆるくぶら下げる

肩を下げて首を伸ばすと背骨が引き上がる

体を浮かせるようなイメージで手で床を押して骨盤を起こす

効かせる筋肉

ちょうようきん 腸腰筋

股関節の引き込みにもかかわる腸腰筋。この筋肉が働いて股関節が90度になると、骨盤がしっかり起きた状態に。

足首を曲げてかかとを押し出すことで太ももの前後がしっかり働く

BACK

効かせる筋肉

そうぼうきん 僧帽筋 こうはいきん 広背筋

肩を下げると僧帽筋の下部が働き、首が伸びる。広背筋には、骨盤を起こす働きも。

EASY

骨盤を起こすことを優先して手の位置を調整

手が届きづらい人や背中が丸くなる人は、手の位置をずらし、肩を後ろへ引いて。指を立てて床を押し、骨盤を起こします。

NG

肩を引かないと胸が開かず前かがみで骨盤が起きない

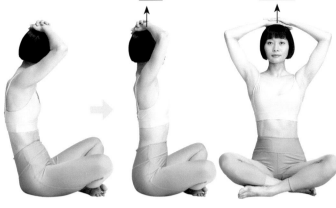

SIDE　FRONT

効かせるワーク　①

頭頂プッシュで骨盤を起こす

背骨を伸ばすには、頭頂から体を引き上げるのが効果的。頭頂プッシュが「腸腰筋」を効かせるスイッチとなり、骨盤が起き上がります。座位のポーズでは、この動きを意識しましょう。

坐骨を床につけて座り、両手を頭の上で重ねる。この手に逆らうように頭頂を天井に押し上げて、背骨の伸びとともに骨盤が起き上がるのを実感して。

効かせるワーク　②

前ももの筋力でもも裏の伸びを引き出す

もも裏のハムストリングスを伸ばすときは本来、反対側にある前ももの筋力が働きます。仰向けでこの状態を再現し、ダンダーサナの足の感覚をつかんで。

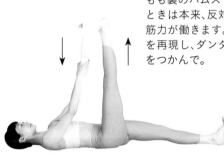

❶
仰向けになり、タオルを片足の裏にかけ、天井に押し上げる。ひざは曲がってもOK。次にタオルと足で引っぱり合いながら手前へ引き寄せ、10秒キープ。

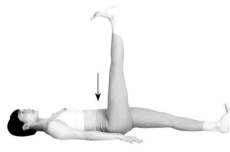

❷
手を離し、太ももとおなかの力で①の状態をキープ。前ももの力で足が伸ばされるのを感じるはず。

EASY

伸ばしづらい人は曲げたままでOK

ダンダーサナは足を無理に伸ばすより、骨盤を起こし背骨を伸ばすことが優先。上のワークでもも裏がゆるむと、ひざも伸びやすくなります。

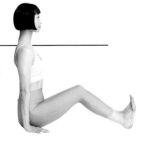

効かせるワーク　③

つぶれやすい腰の自然なカーブを保つ

ダンダーサナで背中が丸くなる人におすすめ。股関節を深く曲げたときにも、腰まわりの背骨が自然なカーブを保てるようにしましょう。

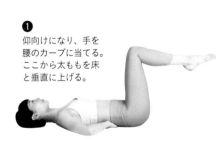

❶
仰向けになり、手を腰のカーブに当てる。ここから太ももを床と垂直に上げる。

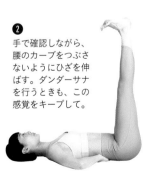

❷
手で確認しながら、腰のカーブをつぶさないようにひざを伸ばす。ダンダーサナを行うときも、この感覚をキープして。

リラックスポーズ

マ カラーサナ

ワニのポーズ

うつ伏せになって脱力する、ヨガの代表的なリラックスポーズのひとつ。床で押されることでおなかの動きを感じやすく、深くリラックスした腹式呼吸の心地よさを感じられるでしょう。

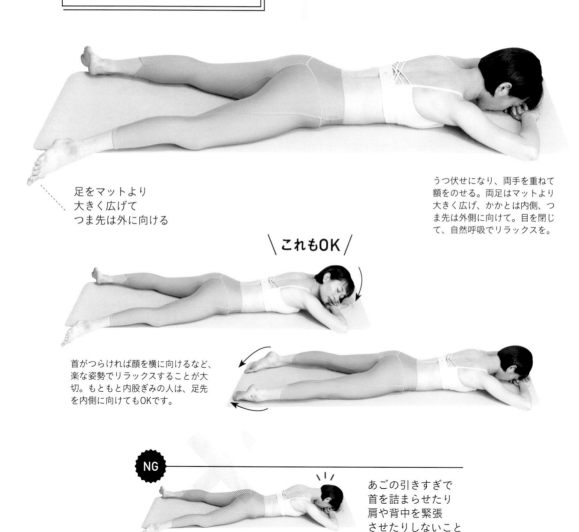

足をマットより
大きく広げて
つま先は外に向ける

うつ伏せになり、両手を重ねて額にのせる。両足はマットより大きく広げ、かかとは内側、つま先は外側に向けて。目を閉じて、自然呼吸でリラックスを。

\ これもOK /

首がつらければ顔を横に向けるなど、楽な姿勢でリラックスすることが大切。もともと内股ぎみの人は、足先を内側に向けてもOKです。

NG

あごの引きすぎで
首を詰まらせたり
肩や背中を緊張
させたりしないこと

シャバーサナ

死体のポーズ

さまざまなポーズのあとで、全身を脱力して休めるのが目的です。慣れないうちは「完全に力を抜く」むずかしさを感じるかもしれません。ヨガ的な考えでは、肉体と精神を手放し、やがて死にゆくための練習ともとらえられるでしょう。

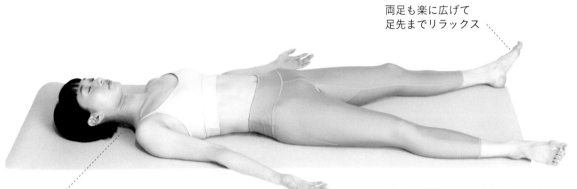

両足も楽に広げて
足先までリラックス

肩の力を抜き
奥歯をゆるめて
顔の力も抜く

両手は体の横で
楽な位置に伸ばし
手のひらを
天井に向ける

仰向けで両足を楽に広げ、両手のひらは天井に向けて、指先までゆるめる。手足を脱力しづらい場合は、軽く揺らすと力が抜けやすい。目を閉じて、体がマットに沈むような感覚で腹式呼吸を繰り返し、全身をリラックスさせる。

バラーサナ

チャイルドポーズ

背骨を反らすポーズのあとや、腰まわりが詰まって緊張したとき、また難易度の高いポーズの合間などに行う場合も。太ももでおなかを圧迫するため腹式呼吸を感じやすいポーズですが、食後や妊娠中の人は避けたほうがいいでしょう。

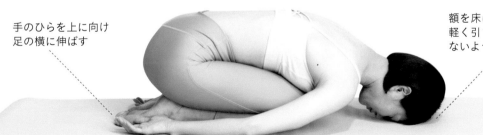

手のひらを上に向け
足の横に伸ばす

額を床につけてあごを
軽く引き首を詰まらせ
ないように注意

正座から体を前に倒して額を床につけ、手のひらを上に向けて足の横に伸ばす。体の重さにまかせるように全身の力を抜き、ゆっくり腹式呼吸。

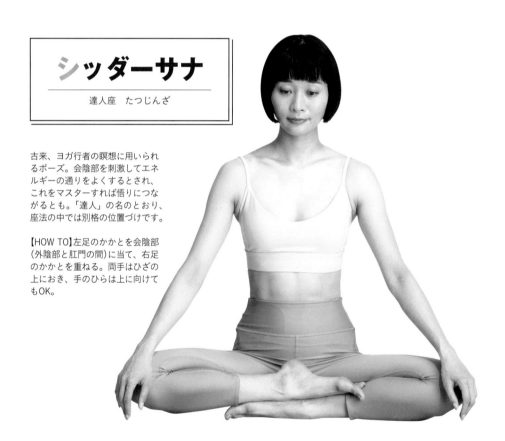

瞑想のための

座法5種

ヨガのさまざまなポーズを通してめざすのは、瞑想でまっすぐ座るための姿勢を整えること。座法はヨガの究極のポーズとも言えます。ここでは、座法の中で初心者が行いやすい代表的な5種を紹介します。瞑想を行うときには、自分がやりやすいものを選んでとり入れましょう。

シッダーサナ

達人座　たつじんざ

古来、ヨガ行者の瞑想に用いられるポーズ。会陰部を刺激してエネルギーの通りをよくするとされ、これをマスターすれば悟りにつながるとも。「達人」の名のとおり、座法の中では別格の位置づけです。

【HOW TO】左足のかかとを会陰部（外陰部と肛門の間）に当て、右足のかかとを重ねる。両手はひざの上におき、手のひらは上に向けてもOK。

効かせるポイント

どの座法でも骨盤が起きて快適に座れることが重要。坐骨へ均等に体重がかかり、背骨が心地よく伸びることもポイントです。あごは軽く引き、目線は前方か鼻先へ。本来は目を閉じますが、初心者は薄目を開けて行っても。

スワスティカーサナ

吉祥座　きっしょうざ

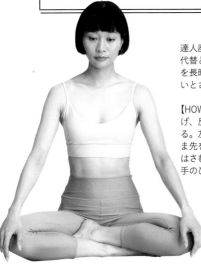

達人座がやりづらい場合の代替として、安定した姿勢を長時間もっとも保ちやすいとされる座法です。

【HOW TO】右足を開いて曲げ、反対側の太ももにつける。左足も同様に曲げ、つま先を反対側のひざの裏にはさむ。両手はひざの上で、手のひらは上に向けても。

アルダ・パドマーサナ

半蓮華座　はんれんげざ

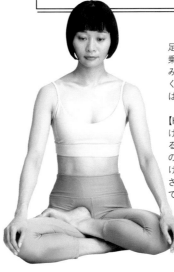

足の甲を太もものつけ根に乗せる「蓮華座」を片側のみ行うもの。股関節を大きく開くため、内股ぎみの人は無理に行わないこと。

【HOW TO】右足を開いて曲げ、反対側の太ももにつける。左足も同様に曲げ、足の甲を反対側の太もものつけ根に乗せたら、両手をひざに。手のひらは上に向けてもいい。

ヴァジラーサナ

正座　せいざ

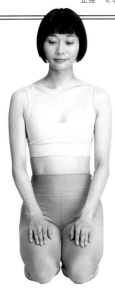

日本人にはなじみの深い座法。骨盤がもっとも起きやすく、背筋の伸びを感じられる半面、足がしびれやすく長時間は続けにくいというデメリットも。

【HOW TO】両足のかかとをそろえ、お尻をおいて座る。つま先は重ねないこと。手は太ももの上で、手のひらは上に向けてもOK。

ヴィーラーサナ

割座　わりざ

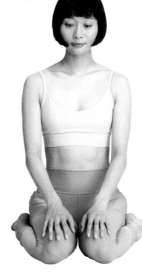

別名「英雄座」。足のつけ根を内側に向けるので、内股ぎみであぐらが苦手な人には特におすすめです。

【HOW TO】ひざ立ちになり、両足の先を開いてお尻を床につける。かかとをお尻の横につけ、つま先は後ろへ伸ばして。手はひざにおき、手のひらは上に向けても。

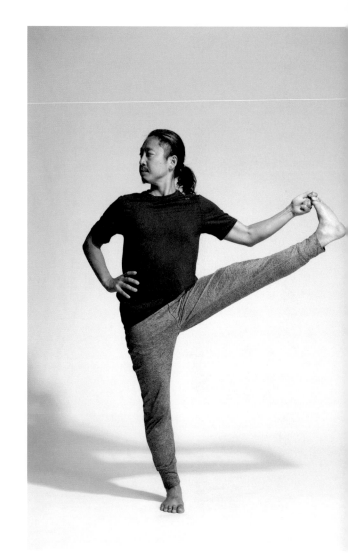

Meditation
COLUMN
瞑 想 コ ラ ム ❶

　ヨガを深めるため、瞑想もやってみたい！
と思うかたも多いでしょう。実は瞑想といって
も、その種類はさまざまです。ここではわかり
やすく、脳の活動状態をあらわす「脳波」によっ
て、そのタイプを説明してみましょう。自分に
合った瞑想をするための、参考にしてください。

　まず、ヨガの瞑想にあたるのが、「θ（シー
タ）波瞑想」。θ波は、起きているときと寝てい
る間の、夢うつつのときにあらわれる脳波で
す。極限の集中状態といわれる「ゾーン」のよ
うに、深い集中とリラックス状態が両立すると
いう、普通の人にはちょっと入りづらい領域と
いえます。

　反対に、目を閉じるだけで、だれでもわりと
簡単にできるのが「α（アルファ）波瞑想」。リラ
ックスしたときにあらわれるのがα波で、忙し
く働いた脳の休息にはぴったりの方法といえる
でしょう。

　その一方、ひとつの対象に対して強く「集中」
をし続けるという瞑想法もあります。「β（ベー
タ）波瞑想」などと分類されるもので、意識は
完全に起きた状態で行います。この瞑想法で
は、脳は活発に働いているためリラックスはし
ません。

　深い集中によって雑念を消すという意味で
は、ヨガのアーサナ（ポーズ）もぴったりの方法
です。体への刺激に集中することで、脳に考え
るのをストップさせること。体の内側にフォー
カスするアーサナが、「動く瞑想」ともいわれる
ゆえんです。

　最後に瞑想のときの姿勢について。背骨がま
っすぐ整っていないと、体も心も「中庸」つまり
ニュートラルな状態にならず、瞑想の効果はあ
まり得られません。アーサナで背骨を整える
のが重要な理由は、ここからもわかるでしょう。

まず知っておきたい
瞑想法のタイプと
「動く瞑想」としての
ヨガのポーズ

太陽礼拝
パーフェクトガイド

SUN SALUTATION

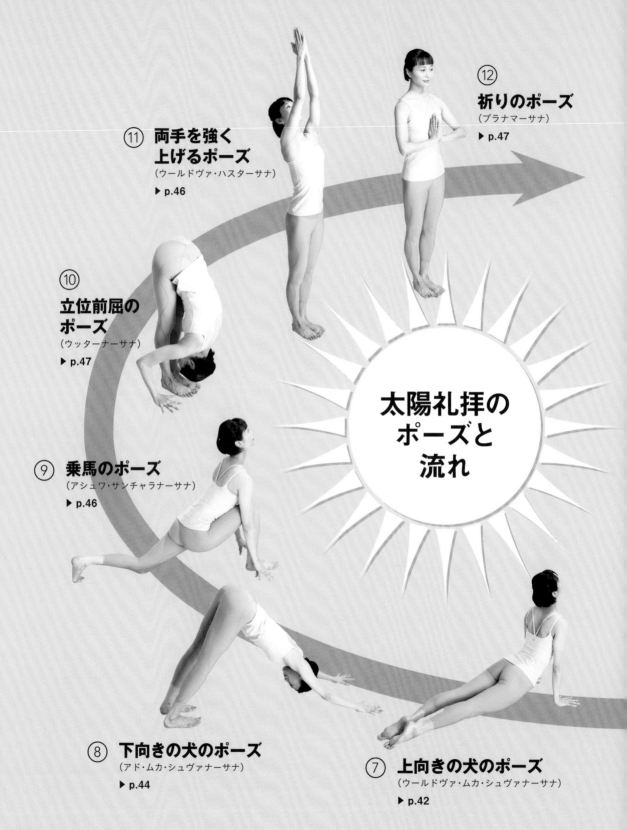

⑪ **両手を強く
上げるポーズ**
（ウールドヴァ・ハスターサナ）
▶ p.46

⑫ **祈りのポーズ**
（プラナマーサナ）
▶ p.47

⑩ **立位前屈の
ポーズ**
（ウッターナーサナ）
▶ p.47

**太陽礼拝の
ポーズと
流れ**

⑨ **乗馬のポーズ**
（アシュワ・サンチャラナーサナ）
▶ p.46

⑧ **下向きの犬のポーズ**
（アド・ムカ・シュヴァナーサナ）
▶ p.44

⑦ **上向きの犬のポーズ**
（ウールドヴァ・ムカ・シュヴァナーサナ）
▶ p.42

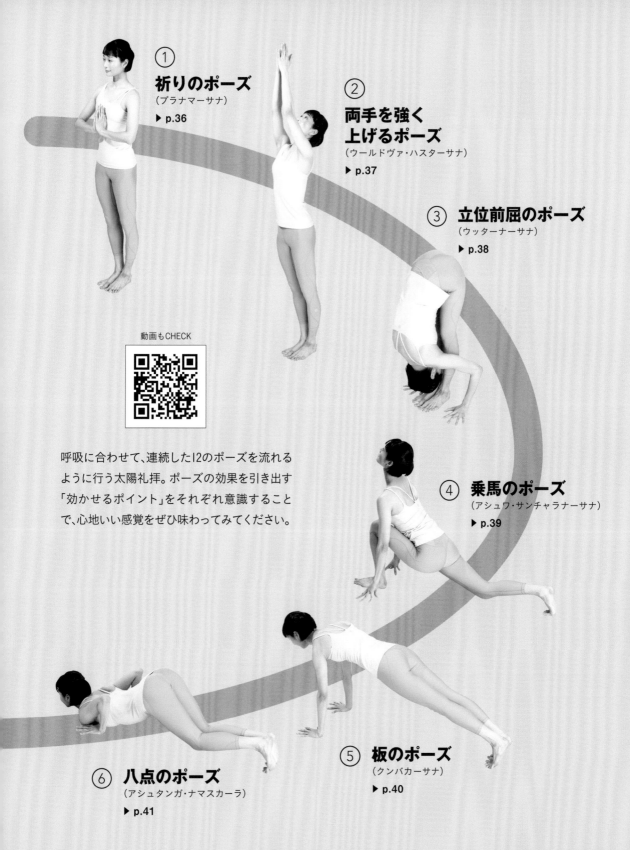

① **祈りのポーズ**
（プラナマーサナ）
▶ p.36

② **両手を強く
上げるポーズ**
（ウールドヴァ・ハスターサナ）
▶ p.37

③ **立位前屈のポーズ**
（ウッターナーサナ）
▶ p.38

動画もCHECK

呼吸に合わせて、連続した12のポーズを流れる
ように行う太陽礼拝。ポーズの効果を引き出す
「効かせるポイント」をそれぞれ意識すること
で、心地いい感覚をぜひ味わってみてください。

④ **乗馬のポーズ**
（アシュワ・サンチャラナーサナ）
▶ p.39

⑤ **板のポーズ**
（クンバカーサナ）
▶ p.40

⑥ **八点のポーズ**
（アシュタンガ・ナマスカーラ）
▶ p.41

① 祈りのポーズ

プラナマーサナ

太陽礼拝の始まりは、両手を胸の前で合掌する
このポーズから。無駄な力みのない安定した
下半身とともに、心地いい胸の開きを感じて。

効かせるポイント

ひじを斜め前に出し
両手を強く押し合う

両ひじは体のやや斜め前に出し、親指のつけ
根をみぞおちに当てます。床と平行になるよう
に両手を強く押し合うと、肩が下がって胸
が開いた姿勢が安定！

効かせるポイント

骨盤を起こし
ひざはゆるめて
まっすぐ立つ

腰が反ったり、丸まったりする
のはNG。ひざは軽くゆるめ、反
るほど伸ばさないように注意！
下のワークで感覚をつかめば、
下半身に無駄な力も入りません。

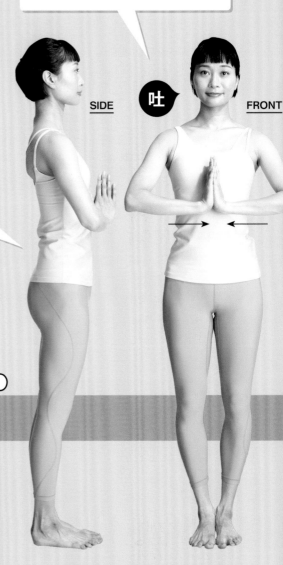

SIDE　吐　FRONT

感じるワーク

まずは骨盤を
起こして
しっかり立つ

手で三角形をつくって
おへそに親指を当て、
そけい部をぐっと引き
込んで。そのうえで上
体を伸ばすと骨盤が起
き、ポーズの土台が安
定します。

ターダーサナ(p.24)で両
足をそろえ、マットの前
方に立つ。肩を下げ、首
は長くキープ。

息を吐きながら両手を合わせて合掌
し、みぞおちに親指のつけ根を当て
る。首が詰まらないように、ここでも
肩は下げたままキープ。

②

両手を強く
上げるポーズ

ウールドヴァ・ハスターサナ

肩甲骨を前に突き出すように、
腕を斜め前へ伸ばすのがポイント。
上へ伸び上がる感覚とともに
心地よく胸を反らしましょう。

吸

効かせるポイント

腕を斜め前に
伸ばしながら
おなかを締める

ただ腕を上げると、動きにつら
れておなかが出っぱりがち。下
のワークのように腕を斜め前へ
伸ばすと、おなかに力が入りや
すくなり、腰の反りも防げます。

効かせるポイント

胸から反らして
首や腰から
反らせない

胸から開くことが重要。首や腰
から反りがちですが、肩甲骨を
広げながら胸を開くことで、心
地よく背骨を反らせて。

感じるワーク

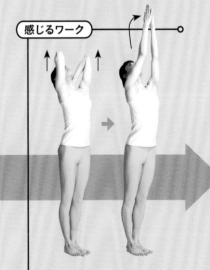

肩甲骨が開くことで
胸が気持ちよく反れる

首の後ろで両手を組み、ひじを天井
へ押し出すように上を見上げます。
この状態をキープしながら合掌した
手を上げると、胸が反り、おなかも
自然と引き上がる感覚がつかめます。

NG

あごを突き出し
首や腰が詰まる
と苦しいばかり

頭を後ろに倒して、無理
に反りをつくっても背骨
は伸びません。首や腰を
詰まらせることなく、胸
からの反りを意識して。

息を吸いながら、合わせた両手を斜
め上へ伸ばす。あごは軽く引いて、頭
を後ろに倒すことなく、目線だけを指
先へ向ける。

立位前屈のポーズ

ウッターナーサナ

ストレスなく前屈する秘訣は「おなか」と「ひじ」
の使い方。背骨の心地いい伸びを感じながら、
できる範囲で太ももの裏側を伸ばしていきましょう。

効かせるポイント

おなかを引き上げ 背骨を伸ばして前屈

おなかがゆるんで腹筋が使われないまま前屈
すると、腰に負担がかかり、背骨へのストレ
スに。おなかをしっかり引き上げ、腰から伸
び上がりながら上体を前へ倒しましょう。

EASY

ひざはできる
範囲で
伸ばせばOK

太ももの裏側がかたい場合、
ひざは無理に伸ばさず軽く
曲げて。手を床につけ、背
骨を伸ばすことを優先しま
しょう。慣れたら少しずつ
ひざを伸ばしていけばOK。

効かせるポイント

ひじを引いて わきを締めると 首がすくまない

ひじを後ろに引くとわきが締まり、
同時に肩が下がるのを感じるは
ず。肩甲骨が開いて首がスッと
伸び、背骨のストレッチ効果が
高まります。

BACK

吐

息を吐きながら、ひざを軽く曲げた状
態で前屈し、足の横に両手をつける。
そこからお尻を持ち上げ、できるとこ
ろまでひざを伸ばす。

NG

ひじが開くと
肩が詰まって
首が伸びない

ひじを締める動きとは反
対に、肩甲骨が閉じて肩
がすくんだ状態に。これ
では首が詰まり、背骨も
しっかり伸ばせません。

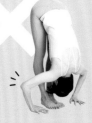

④

乗馬のポーズ

アシュワ・サンチャラナーサナ

股関節を前後に大きく曲げ伸ばしするポーズです。
後ろ足のつま先を伸ばすケースもありますが、
立てて行うと、よりグリップがききやすくなります。

効かせるポイント

肩は下げたまま
胸を大きく開く

手はカップハンズにして指先を床につけると、
肩が下がって胸を開きやすくなります。この
とき目線だけで斜め上を見るようにして、首
の後ろをギュッと詰まらせないこと。

吸

NG

前かがみで太ももに
乗っかってしまう

背中が丸く前かがみになると、後ろ足の
股関節がしっかり伸ばせません。足幅が
狭すぎても同様なので注意しましょう。

息を吸いながら、右足を
大きく後ろへ伸ばし、つ
ま先を床につける。手は
指先を立ててカップハ
ンズにし、上体を起こし
て目線は斜め上へ。

効かせるポイント

骨盤を正面に向けながら
足を大きく引いて前後開脚

後ろに引いた足につられて体がねじれないよう、骨盤は
正面に向けておくこと。足はできるだけ大きく引くことで、
股関節から前後にしっかり開脚できます。

⑤ 板のポーズ

クンバカーサナ

別名プランクポーズ。まっすぐ伸ばした体を楽に
支えるには、手だけで支えるのではなく、体幹部の
筋力を効率よく使うのがポイントです。

腕を押し出し
肩甲骨の間を広げる

ポーズを強く安定させるには、腕を押し出し
て肩甲骨の間を広げることが必要。肩甲骨が
背中で寄った状態では、肩の筋肉がしっかり
働かず、関節への負担になります。

\OK/ \NG/

お尻は軽く持ち上げ
おなかを引き締める

体を楽に支えるためには、胸を持ち上げてお
なかを引き締めるのがコツ。腰の反りを防ぐ
ためにも、お尻は少し上げぎみにするほうが、
おなかの筋力が働きやすくなります。

止

吸った息を止めたまま、左足を後ろ
に引いて両足をそろえる。両手で体
重を支え、頭からかかとまで、全身を
まっすぐに。

ひじが反りやすい人は
軽く曲げておく

ひじが反るほど伸ばすのは、痛める可能性も
あるのでNG。反りやすい人は軽く曲げてキー
プすると、腕の筋力でしっかり支えられます。

NG

肩甲骨が背中で寄って
腰が落ちてしまう

肩甲骨と肋骨をつなぐ筋肉がし
っかり働かず、肩の土台が不安
定に。腰が反って下に落ちるた
め、腹筋にも力が入りません。

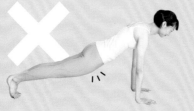

⑥ 八点のポーズ

アシュタンガ・ナマスカーラ

あごと胸、両手、両ひざ、両足のつま先の
計8カ所で体重を支えるポーズです。腰や肩の
詰まりに注意して、できる範囲で行いましょう。

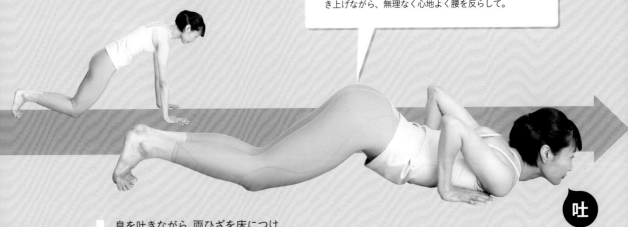

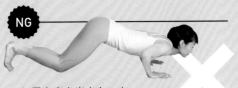

お尻を突き上げるように
腰の自然な反りをつくる

ここでめざすのは、あごと胸を床につけ、無駄な力みの
ない状態で背骨の自然なカーブをつくること。お尻を突
き上げながら、無理なく心地よく腰を反らして。

息を吐きながら、両ひざを床につけ、
さらにゆっくり両ひじを曲げながら、
おしりを突き上げるように、胸、あご
の順に床へつけていく。

吐

NG

お尻を突き出さないと
前のめりな緊張状態に

お尻ごと前へ移動させるように体を下ろ
すと、肩や首が詰まりがちに。胸や腕に
もよけいな力が入ってしまいます。

効かせるポイント

わきをしっかり締めて
肩を下げる

わきが開くと、肩が詰まって胸がしっかり開
きません。わきを締めることで肩が下がり、
首が心地よく伸ばせるようになります。同時に、
ひじも軽く後ろへ引くのがポイントです。

⑦ 上向きの犬のポーズ

ウールドヴァ・ムカ・シュヴァナーサナ

別名「アップドッグ」。よく似た「コブラのポーズ」(p.96)
に対して、胸を腕より前へ出すところが異なります。
肩甲骨を後ろに大きく引くように意識しましょう。

効かせるポイント

足はまっすぐ伸ばして 左右の足首を平行に

両足をまっすぐ平行にすることで、後ろへ伸
ばす方向が定まります。足首がかたい人は、
浮いてもOK。股関節からかかとまで、足全体
がつながるように心地いい伸びを感じて。

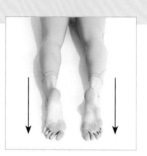

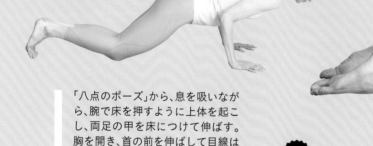

「八点のポーズ」から、息を吸いなが
ら、腕で床を押すように上体を起こ
し、両足の甲を床につけて伸ばす。
胸を開き、首の前を伸ばして目線は
斜め上に。

NG

つま先が外側や内側に
向くと足が伸びない

足が外向きだと、お尻の筋肉に
力が入って腰が詰まる原因に。
内向きの場合とともに、足がまっ
すぐ伸びないためNGです。

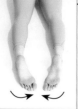
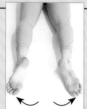

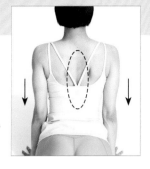

効かせるポイント

腕を後ろに引いて胸を前に出す

手で床を押しながら腕を引くようにすると、首が楽になり、上体がスッと伸び上がります。背骨沿いの筋肉が働いて、胸が自然に開きやすくなる効果も。

吸

感じるワーク

下腹を使って胸を開く
「座ったアップドッグ」

下腹を引き上げると、上体が自然と支えられます。おなかの筋肉は肋骨とつながっているため、胸が自然と開く効果も。ここでは上体だけを使って、その働きを体感してみましょう。

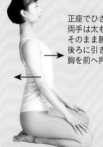

正座でひざを開き、両手は太ももの上に。そのまま腕をぐっと後ろに引き、同時に胸を前へ押し出す。

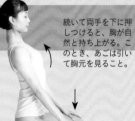

続いて両手を下に押しつけると、胸が自然と持ち上がる。このとき、あごは引いて胸元を見ること。

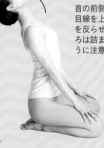

首の前側を伸ばし、目線を上に向けて胸を反らせる。首の後ろは詰まらせないように注意。

効かせるポイント

下腹を引き上げると股関節がしっかり伸びる

下腹がダランと脱力すると、上体もうまく伸び上がりません。お尻に力は入れずに下腹を引き上げ、恥骨（股間の骨）を前に出すのが、股関節を心地よく伸ばすコツ。

043

⑧

下向きの犬のポーズ

アド・ムカ・シュヴァナーサナ

「ダウンドッグ」としても知られるこのポーズ。
人さし指を真ん中にして手をつき、
顔を上げながらお尻を上げるのがコツ。

EASY

ひざ裏がかたい人は
軽く曲げたままでOK

ひざ裏が伸びにくい人は、かかとが浮いたままでOK。手から坐骨までを一直線にして、背骨を伸ばすことを優先しましょう。

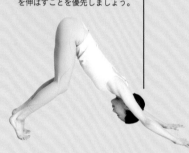

効かせるポイント

わきが締まり安定する「人さし指センター」

手を床につくとき、人さし指をセンターにしてまっすぐ前に向けて。ひじが開きにくくなり、わきが締まって床をより強く押せます。

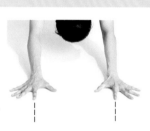

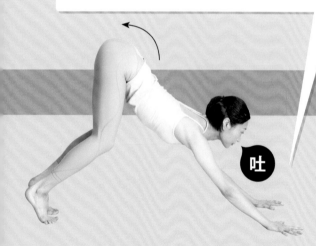

吐

息を吐きながら、お尻を高く持ち上げる。続いてつま先を立てて、できる人はかかとまで足裏全体を床につける。顔を下に向けたら、手で床を押して背骨を伸ばす。

効かせるポイント

お尻を上げるときは顔を上げたままで

顔を上げておくことで、手で支える力がアップ。「人さし指センター」にした手のつけ根でしっかり床を押し、お尻を持ち上げたら、なるべく最後に顔を下へ向けましょう。

坐骨が下に向くと
腰が曲がってしまう

坐骨を天井に向ける意識がない
と、下向きの坐骨につられて腰
が曲がってしまいます。

股関節を
引き込むように
坐骨を天井へ

坐骨を天井に向けるのが、背骨
をしっかり伸ばすコツ。このと
き股関節を引き込む感覚でしっ
かり曲げると、やりやすくなり
ます。

腕を外回しにすると
肩の土台が安定する

手をついたとき、肩の関節は外側に軽く回す（＝
外旋させる）ように意識しましょう。ひじに負
担がかからず肩が安定します。肩が内側に入
ると、首も詰まりやすくなるので注意。

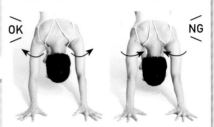

吐

交互に足踏みして
足の筋肉をゆるめる

足を伸ばすのがつらい人は、軽
く足踏みしながらキープしても。
かかとを伸ばし、かたくなった
ひざや太もも裏をゆるめます。

肩を押し下げると
背骨が伸びない

肩を押し下げると、肩関節が内
旋して安定しにくくなります。
しっかり背骨を伸ばすには、肩
は軽く外旋させて。

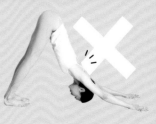

⑨ 乗馬のポーズ

アシュワ・サンチャラナーサナ

▶ 解説はp.39もチェック！

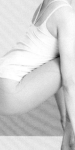

手で床を押すように
肩をしっかり下げて
胸を大きく開くこと

足の動きにつられて
骨盤がねじれないよう
正面に向ける

吸

「下向きの犬のポーズ」から、息を吸いながら、右足を前に出して両手の間におく。伸ばした左足はつま先を立て、手は指先を立てたカップハンズに。続いて上体を起こし、目線は斜め上へ。

後ろ足は大きく伸ばし
股関節を意識して
前後にしっかり開脚する

⑪ 両手を強く上げるポーズ

ウールドヴァ・ハスターサナ

▶ 解説はp.37もチェック！

吸

腕を前へ突き出して
肩甲骨を開き
背骨の伸びを実感

目線を指先へ向け
首や腰が詰まらないよう
胸から心地よく反らす

腹筋を効かせて
おなかを引き締めると
腰の反りを防げる

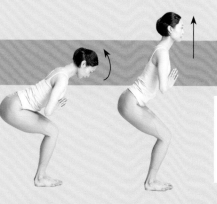

息を吸いながら合掌し、ひざを伸ばしながら手を頭の上に上げていく。手を斜め上へ伸ばしたら、あごを軽く引いて、目線を指先へ向ける。

⑩ 立位前屈のポーズ

ウッターナーサナ

▶ 解説はp.38もチェック!

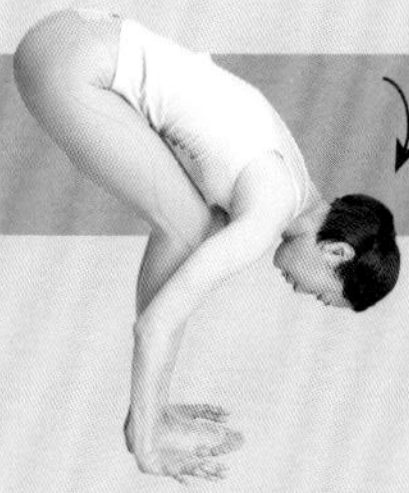

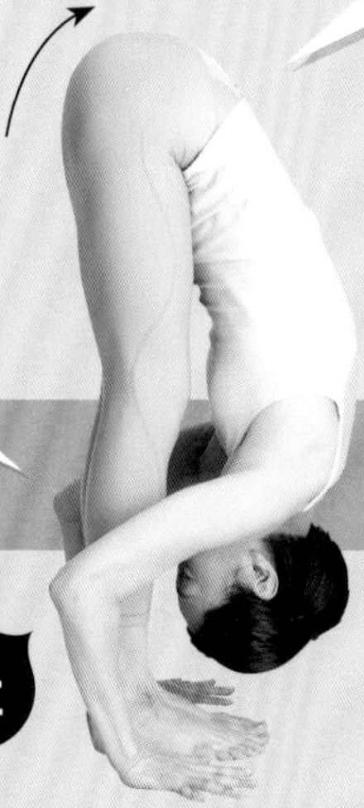

腹筋を効かせておなかを引き上げ、腰から伸び上がるように前屈

ひじを引いてわきを締め肩甲骨が開くと首がスッと伸びる

吐

息を吐きながら、左足を前にそろえてひざを軽く曲げ、太ももをおなか〜胸に引き寄せる。続いて、できるところまでひざを伸ばして前屈。

---

⑫ 祈りのポーズ

プラナマーサナ

▶ 解説はp.36もチェック!

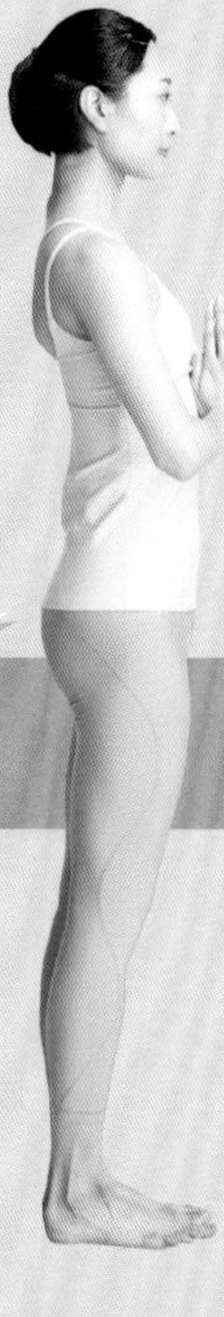

吐

ひじは体の斜め前に出し親指のつけ根をみぞおちに当てて両手を押し合う

骨盤を起こして安定させひざは反るほど伸ばさないように注意

反対側も①〜⑫を繰り返す

息を吐きながら、両手を胸のほうに下ろしていく。みぞおちに親指のつけ根をつけて、押し合うように合掌してフィニッシュ。

「仕事に集中する方法として、瞑想を使いたい」という質問を受けることがあります。けれど、対象に強く集中するタイプの瞑想は、歩く、呼吸するなど、シンプルな行為に対して行うもの。脳で多くの情報を処理しなければいけない仕事や創作とは、実は真逆のアプローチです。

おすすめは、"癒やしの瞑想"ともいわれる「α波瞑想」で、疲れた脳をいったん休ませること。やり方も、目を閉じて刺激をシャットアウトし、ただボーッとリラックスするだけと簡単です。せわしなく働く脳を、リセットするのに役立つでしょう。

手っとり早くリラックスするポイントは、とにかく"心地いい"と感じる状況をつくること。ヒーリング音楽やシンギングボウル、鳥のさえずりなど、周波数を持つ"音"を使う方法は特におすすめです。また、森や海、夕日などの自然もいいですね。実際に見たり行ったりしなくても、イメージするだけでOK。奥行き、広がりなどの空間を、脳が感じさえすればいいのです。時間としては、3〜5分もあれば十分。ダラダラ行うのでなく、仕事や生活の妨げにならない程度がいいでしょう。

ただし、ここで注意したいのは「脳内のおしゃべり」です。言葉は、脳でロジカルな思考をする左脳を働かせます。それを止めるのに瞑想をするわけですから、とにかく「言葉を消す」ことが大切。そのために、音や風景などの立体的な空間イメージで、反対側の右脳を使うといいのです。

それでも脳内のおしゃべりを止めるのがむずかしい人は、むしろ体を動かすヨガのアーサナ（ポーズ）で心身をリラックスさせる方法がおすすめ。自律神経のバランスが整い、寝つきもよくなるでしょう。

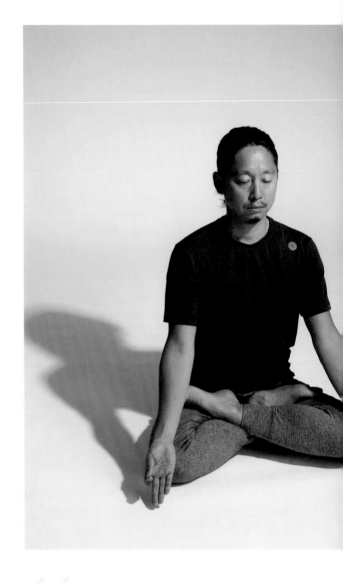

脳が疲れたら
癒やしのα波瞑想で
ただひたすらに
リラックス

PART

04

YOGA TEXTBOOK

効かせる 基礎ポーズ 37

BASIC YOGA POSTURE 37

POSE

01

動画もCHECK

三角のポーズ

トリコーナーサナ

側屈する

難易度

★ ☆ ☆

下半身を安定させれば
自然と背骨が伸び、胸が開く

体を無理に倒すより、どっしりした下半身の土台でポーズを安定させるのがコツ。背骨の伸びとともに強い体の芯をキープすることで、呼吸は楽に、開放的な感覚を味わえるでしょう。

Body & Mind ここに効く!

B 体側部分の体幹を強くする

B 背骨と股関節(側面)を柔軟に

M 胸を開いてやる気をアップ

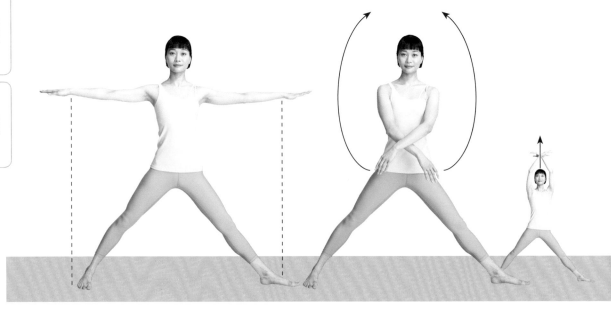

1 足を大きく開いて両手を広げる

ターダーサナ(p.24)でマットの前方に立つ。片足を大きく後ろに引いてから体を横に開き、両手を大きく広げて、手首の下に足首がくるように調整する。後ろ足のつま先は90度かやや内側に向けてもOK。

2 両手を回し上げて楽に伸ばす

両手を体の前でクロスしてから内回しに上げ、胸を開いて引き上げる。そのまま肩の高さまでゆっくり下ろしたら、手のひらを下に向けて腕を左右に伸ばす。

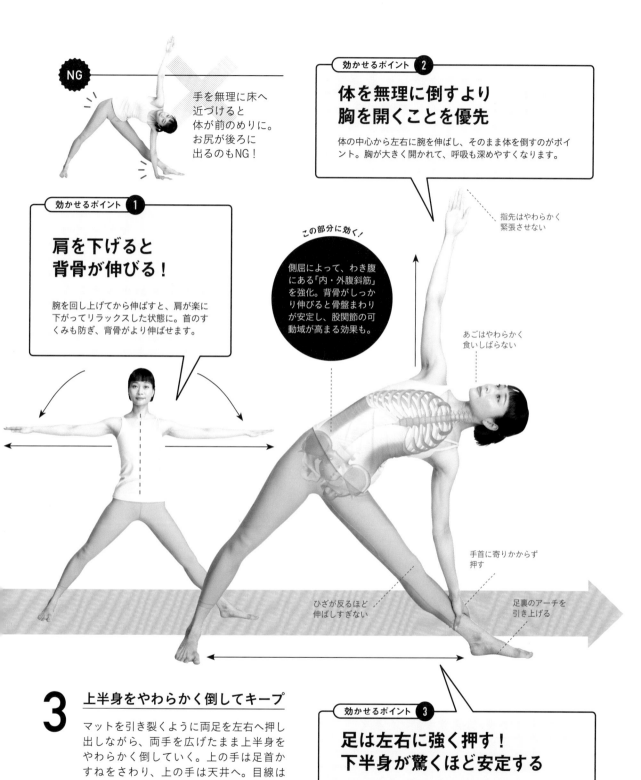

NG

手を無理に床へ
近づけると
体が前のめりに。
お尻が後ろに
出るのもNG！

効かせるポイント **2**

体を無理に倒すより
胸を開くことを優先

体の中心から左右に腕を伸ばし、そのまま体を倒すのがポイント。胸が大きく開かれて、呼吸も深めやすくなります。

指先はやわらかく
緊張させない

効かせるポイント **1**

肩を下げると
背骨が伸びる！

腕を回し上げてから伸ばすと、肩が楽に下がってリラックスした状態に。首のすくみも防ぎ、背骨がより伸ばせます。

この部分に効く！

側屈によって、わき腹にある「内・外腹斜筋」を強化。背骨がしっかり伸びると骨盤まわりが安定し、股関節の可動域が高まる効果も。

あごはやわらかく
食いしばらない

手首に寄りかからず
押す

ひざが反るほど
伸ばしすぎない

足裏のアーチを
引き上げる

3 上半身をやわらかく倒してキープ

マットを引き裂くように両足を左右へ押し出しながら、両手を広げたまま上半身をやわらかく倒していく。上の手は足首かすねをさわり、上の手は天井へ。目線は伸ばした手の先に向け、30秒キープしたら反対側も行う。

効かせるポイント **3**

足は左右に強く押す！
下半身が驚くほど安定する

お尻の両わきにある筋肉がしっかり働き、骨盤が安定。倒した上半身をキープする、強い土台がつくれます。

動画もCHECK

ねじる

ねじった三角のポーズ

パリヴルッタ・トリコーナーサナ

難易度
★★☆

背骨の伸びをキープしながらツイストを深めて

手が床につくのを優先しがちなポーズですが、背骨の伸びをキープしながら、先に体をねじってから倒す順番で行いましょう。強く安定した土台で、背骨のツイスト効果が高まります。

Body & Mind ここに効く！

B 下半身と体幹を同時に強化

B 前後開脚でバランス力を高める

M やる気・集中力のアップ

効かせるポイント **1**

最初に足を前後に開いて下半身を強く

股関節の筋肉がしっかり働くことで、骨盤まわりと下半身の土台が安定。骨盤はねじれないように正面に向け、キープして。

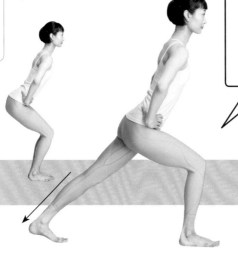

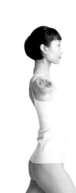

1 スクワットから足を前後に開く

ターダーサナ（p.24）でマットの前方に立ち、両手を骨盤に当てて、スクワットのようにお尻を突き出す。ここから片足を後ろに引き、つま先を床につける。

2 両手を広げて肩の高さに

後ろ足のかかとを下ろし、前足のひざを伸ばしたら、両手を上げて肩の高さに伸ばす。

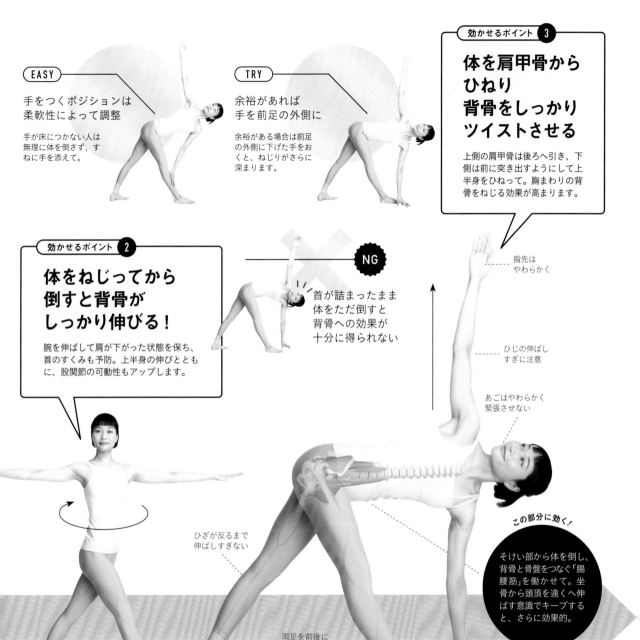

EASY

手をつくポジションは
柔軟性によって調整

手が床につかない人は
無理に体を倒さず、す
ねに手を添えて。

TRY

余裕があれば
手を前足の外側に

余裕がある場合は前足
の外側に下げた手をお
くと、ねじりがさらに
深まります。

効かせるポイント 3

体を肩甲骨から ひねり 背骨をしっかり ツイストさせる

上側の肩甲骨は後ろへ引き、下
側は前に突き出すようにして上
半身をひねって。胸まわりの背
骨をねじる効果が高まります。

効かせるポイント 2

体をねじってから 倒すと背骨が しっかり伸びる！

腕を伸ばして肩が下がった状態を保ち、
首のすくみも予防。上半身の伸びととも
に、股関節の可動性もアップします。

NG

首が詰まったまま
体をただ倒すと
背骨への効果が
十分に得られない

指先は
やわらかく

ひじの伸ばし
すぎに注意

あごはやわらかく
緊張させない

ひざが反るまで
伸ばしすぎない

この部分に効く！

そけい部から体を倒し、
背骨と骨盤をつなぐ「腸
腰筋」を働かせて。坐
骨から頭頂を遠くへ伸
ばす意識でキープする
と、さらに効果的。

両足を前後に
強く押し出す

3 上体をねじったあとに倒していく

両手を伸ばしたまま体を前足側にねじり、
骨盤を立てて前後の足でマットを引き裂
くように下半身を安定させたら、そけい部
から体を倒していく。手を床につき、反
対の手は天井に伸ばし、目線をその先に
向けて30秒キープ。反対側も同様に行う。

反る

戦士のポーズ I

ヴィラバドラーサナ I

動画もCHECK

難易度
★☆☆

腕を押し出し、胸を開くと
しなやかに背骨が伸びる

腰から反るのではなく、胸を大きく開いて背骨を伸ばすことが目的。骨盤を起こして腕をつけ根から引き上げ、さらに後ろ足から伸ばした手先へ、力のつながりを感じてキープしましょう。

Body & Mind ここに効く！

- B 首の前・体幹・下半身の強化
- B 背骨と股関節（前面）を柔軟に
- M やる気・集中力のアップ

効かせるポイント 1

腰の反りに注意！
手のサポートで
骨盤を起こして

骨盤の傾きを調整すると、下半身が安定。上半身の動きや柔軟性がよくなるほか、後ろ足の股関節を伸ばして強くする効果も。

1 足を前後に開いて前足を踏み込む

ターダーサナ（p.24）でマットの前方に立ち、手を腰に当ててスクワットのようにお尻を突き出したら、片足を後ろに伸ばす。前足のひざは曲げたまま、足首の上にくるように踏み込む。

2 骨盤を起こし下半身を安定させる

指で三角をつくって親指をおへそに当て、おなかを引き締めながら手を軽く引くと、傾きがちな骨盤がまっすぐ起きる。この状態から胸を引き上げ、ポーズの完成までキープする意識を持つこと。

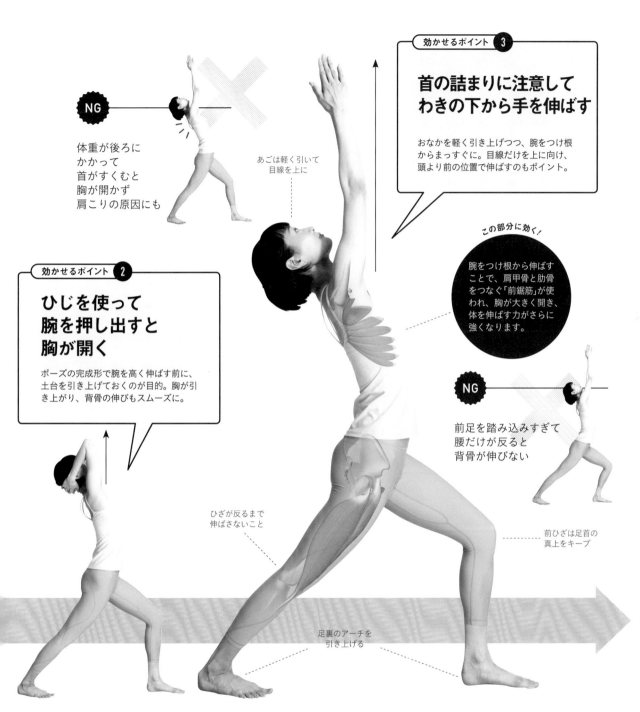

首の詰まりに注意して わきの下から手を伸ばす

おなかを軽く引き上げつつ、腕をつけ根からまっすぐに。目線だけを上に向け、頭より前の位置で伸ばすのもポイント。

NG

体重が後ろに
かかって
首がすくむと
胸が開かず
肩こりの原因にも

あごは軽く引いて
目線を上に

この部分に効く!

腕をつけ根から伸ばすことで、肩甲骨と肋骨をつなぐ「前鋸筋」が使われ、胸が大きく開き、体を伸ばす力がさらに強くなります。

ひじを使って 腕を押し出すと 胸が開く

ポーズの完成形で腕を高く伸ばす前に、土台を引き上げておくのが目的。胸が引き上がり、背骨の伸びもスムーズに。

NG

前足を踏み込みすぎて
腰だけが反ると
背骨が伸びない

ひざが反るまで
伸ばさないこと

前ひざは足首の
真上をキープ

足裏のアーチを
引き上げる

3 ひじを押し出して両手を伸ばす

両手を頭の後ろで組み、ひじが視野に入る範囲で天井に押し出す。胸が十分に開いたら、両手を伸ばして合わせ、あごを軽く引きながら、目線は手の先または天井に向ける。指先やあごはやわらかく保ち、30秒キープ。反対側も同様に行う。

伸ばす

戦士のポーズ II

ヴィラバドラーサナ II

難易度
★★☆

動画もCHECK

立位

座位

うつ伏せ

仰向け

逆転

どっしり安定した下半身から 伸び上がるとキープが楽

このポーズで重視したいのは、安定した下半身から生み出される上半身の伸びと開放感。負荷を感じやすい股関節や太ももも、上に伸びる意識を持つことで、つらさがぐっと軽減します。

Body & Mind ここに効く!

B 下半身の筋力を強化

B 股関節と背骨を柔軟にする

M やる気・集中力のアップ

効かせるポイント **1**

足幅を広くとることで 下半身が安定し強くなる

手首の下に足首がくるように足幅を調整。広めにとることで下半身の土台が安定し、ポーズに力強さが生まれます。

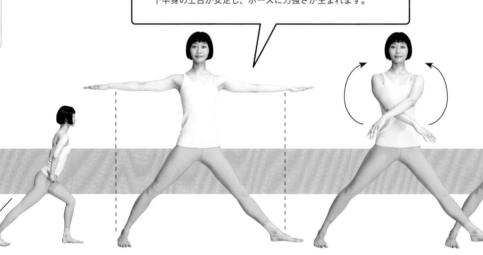

1 片足を後ろに引いて体を横に開く

ターダーサナ(p.24)でマットの前方に立ち、片足を大きく後ろに引いて体を横に開く。後ろ足のつま先は90度〜やや内側に向け、両手を真横に広げる。

2 両手をクロスして回し上げる

両手を体の前でクロスしてから内回しに上げ、胸を開いて引き上げる。そのまま肩の高さまでゆっくり下ろしたら、手のひらを下に向けて腕を左右に伸ばす。

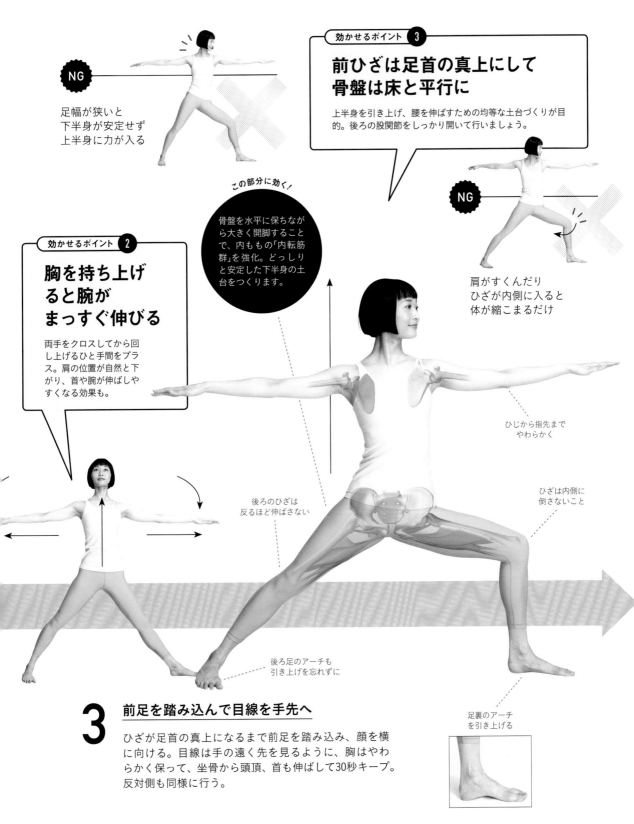

足幅が狭いと
下半身が安定せず
上半身に力が入る

効かせるポイント 3

前ひざは足首の真上にして
骨盤は床と平行に

上半身を引き上げ、腰を伸ばすための均等な土台づくりが目的。後ろの股関節をしっかり開いて行いましょう。

肩がすくんだり
ひざが内側に入ると
体が縮こまるだけ

この部分に効く！

骨盤を水平に保ちながら大きく開脚することで、内ももの「内転筋群」を強化。どっしりと安定した下半身の土台をつくります。

効かせるポイント 2

胸を持ち上げ
ると腕が
まっすぐ伸びる

両手をクロスしてから回し上げるひと手間をプラス。肩の位置が自然と下がり、首や腕が伸ばしやすくなる効果も。

ひじから指先まで
やわらかく

ひざは内側に
倒さないこと

後ろのひざは
反るほど伸ばさない

後ろ足のアーチも
引き上げを忘れずに

足裏のアーチ
を引き上げる

3 前足を踏み込んで目線を手先へ

ひざが足首の真上になるまで前足を踏み込み、顔を横に向ける。目線は手の遠く先を見るように、胸はやわらかく保って、坐骨から頭頂、首も伸ばして30秒キープ。反対側も同様に行う。

POSE
05

動画もCHECK

体側を
伸ばすポーズ

パールシュヴァコーナーサナ

側屈する

難易度
★☆☆

わき腹をしっかり効かせ
胸を開いて側屈する

上体をピンと一直線に伸ばすのではなく、わき腹を強くして、やわらかく側屈することを重視。後ろ足〜指先のつながりを感じながら、体側へ呼吸を入れるようにキープしましょう。

Body & Mind ここに効く！

B 下半身と体幹（体側部）の強化

B 股関節の柔軟性を高める

M やる気・集中力のアップ

効かせるポイント **1**

わき腹を持ち上げると
体側が伸びる

下側のひじで体側を押し上げ、反対の手でわき腹を抱えて持ち上げます。2つの動きで、体側が驚くほど伸びる！

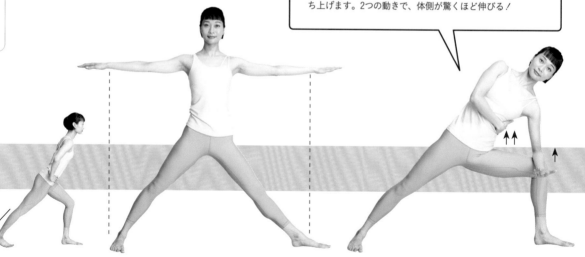

1 両手を開いて足幅を広くとる

ターダーサナ（p.24）でマットの前方に立ち、片足を大きく後ろに引いて体を横に開き、つま先を90度〜やや内側に向ける。さらに両手を真横に開き、手首の下に足首がくるように足幅を調整。

2 手のサポートで側屈をより深く

足首の真上にくるまで前足のひざを曲げ、体を倒しながらひじを乗せる。さらに反対側の手でわき腹を抱え、天井に向かって持ち上げる。

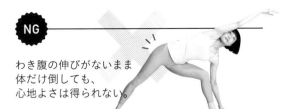

NG

わき腹の伸びがないまま
体だけ倒しても、
心地よさは得られない。

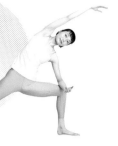

EASY

手は無理に床へつけず
ひじで支えたままでもOK

手が床につかない場合は、下
側のひじで支えたまま手を伸
ばしてもOK。ここでもひじ
の押し出しを意識することで、
より深い側屈ができます。

効かせるポイント **3**

目線は伸ばした指の先へ。
首が楽に、胸が開く

目線ひとつで手がより遠くに伸び、側屈効果がさらにアップ。
首の詰まりも防ぎ、頭の力が抜けて、胸がさらに開きます。

効かせるポイント **2**

ひじをぐっと
押し出し
深い伸びを

ひじを押し出す動きで肩甲骨が
開き、腕のつけ根からしっかり
側屈できるように。首の詰まり
を防ぐ相乗効果もあり。

この部分に効く！

肩甲骨から腕を押し出
すと「前鋸筋」が働き、
胸が大きく開きます。
わき腹の伸び縮みもよ
り深まり、「内・外腹
斜筋」を効率よく強化。

ひざと指先は
やわらかく

ひざが反るほど
伸ばしすぎない

頭を無理に持ち上げず
首はリラックス

前ひざは足首の
真上をキープ

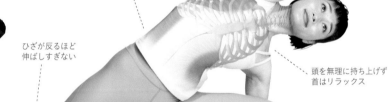

足裏のアーチを引き上げ
後ろ足の小指は
しっかりと床を押す

3 ### ひじから持ち上げて手を遠くへ

上の手を頭の後ろに当て、ひじを天井に向かっ
て押し出し、わきの下を一度大きく伸ばす。次
に手を頭の先の遠くへ伸ばし、ひざにおいた手
は床に下ろす。目線は手の遠く先へ向け、30秒
キープ。反対側も同様に行う。

後ろ足のアーチがつぶれ
骨盤が下がると上半身が
うまく引き上がらない

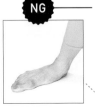

NG

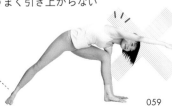

立位
座位
うつ伏せ
仰向け
逆転

ねじって体側を伸ばすポーズ

パリヴルッタ・パールシュヴァコーナーサナ

動画もCHECK

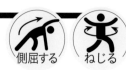
側屈する　ねじる

難易度
★★☆

ツイストしてから側屈するとしっかりねじれる

前後開脚で背骨をねじりながら側屈させるため、バランス力が必要とされるポーズです。後ろ足を強く効かせながら下半身を安定させ、ひとつひとつの動作をていねいに行いましょう。

Body & Mind ここに効く！

B 体幹部・下半身の筋力強化

B 背骨と股関節（後ろ側）を柔軟に

M やる気・集中力のアップ

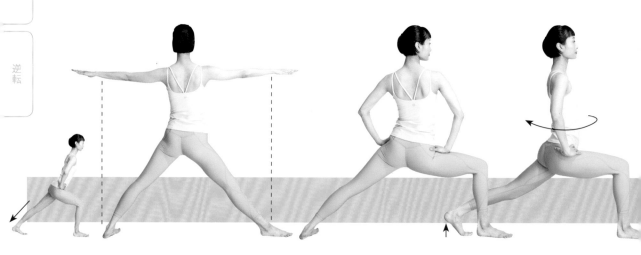

1 両手を広げて足幅を調整

ターダーサナ（p.24）でマットの前方に立つ。片足を大きく後ろに引いて体を横に開き、つま先を90度〜やや内側に。さらに両手を真横に開き、手首が足首の真上にくるように足幅を調整する。

2 前足を曲げて上体を回転させる

手を腰に当て、ひざが足首の上にくるように前足を曲げて踏み込む。さらに骨盤をくるっと回して前に向け、後ろのかかとを持ち上げて、足を前後に踏み込む姿勢になる。

NG

ツイストが
不十分なまま
上体を倒すと
前かがみで
体も伸びない

下の手は楽に
つけられる位置で

ツイストの深さや柔軟性によって、手の位置は調整してOK。前足の内側におくほか、ひじを曲げて前ひざに乗せ、押し出すようにキープする方法も。

効かせるポイント ②

肩甲骨から
ねじって
ツイストを強化

上体をねじりつつ、下側の肩甲骨は前に押し出し、上側は後ろに引くように意識。胸が大きく開いて、ツイストが深まります。

効かせるポイント ①

上体を最初にしっかり
ツイストさせてから体を倒す

上体を倒してからねじるより、ねじってから倒すほうが効果的。股関節を起点に、背骨の心地いい伸びが感じられます。

この部分に効く！

お尻の「大殿筋」を効かせ、安定した下半身の土台からツイスト。回旋の動きで、腰椎と骨盤をつなぐ「腰方形筋」などが働きます。

ひじは反るほど
伸ばしすぎない

指先もあごも
やわらかく

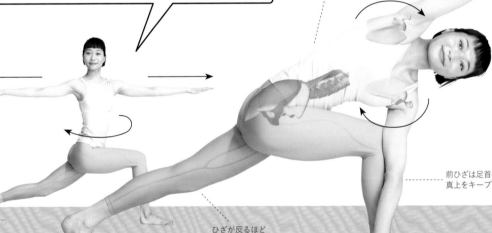

前ひざは足首の
真上をキープ

ひざが反るほど
伸ばしすぎない

3 手を広げてツイストしてから体を倒す

手を肩の高さで真横に開き、上体はまっすぐにしながら前足のほうへツイスト。続いて、足を前後に強く保ちながら、上体を倒して手を床へ。できる場合は前足の外側に手をつき、反対の手は遠くへ伸ばしていく。30秒キープしたら、反対側も同様に行う。

効かせるポイント ③

下についた手で
床を押すと
体側がより伸びる

余裕があれば、手で床を押しながらキープ。肩が下がって下の体側が持ち上がり、上の体側は逆にしっかり伸ばされます。

動画もCHECK

かんぬきのポーズ

パリガーサナ

側屈する

難易度
★☆☆

立位
座位
うつ伏せ
仰向け
逆転

水平にキープした骨盤から
背骨をやわらかく側屈させる

背骨を心地よく側屈させるポーズです。最初から最後まで骨盤
をしっかり水平に保つのがコツ。上に伸び上がりながら体を倒し、
伸びている体側へ深く呼吸を送り届けましょう。

Body & Mind ここに効く！

B　体側の筋力を強化

B　側屈により背骨の柔軟性が向上

M　体側に呼吸が入り、やる気アップ

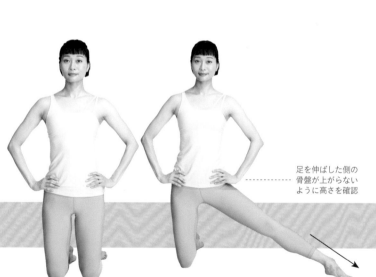

足を伸ばした側の
骨盤が上がらない
ように高さを確認

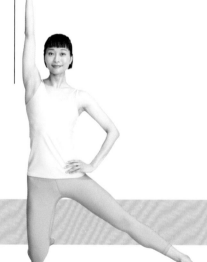

1 ひざ立ちから片足を斜め前に出す

正座の姿勢からひざ立ちに。両手を腰に
当てたら片足を横に開き、体のやや斜め
前に足裏をつける。このとき骨盤を傾け
ずに水平になるよう、手で高さを確認して。

2 出した足と反対の手をまっすぐ上げる

伸ばした足と反対側の手を、天井へ向か
って上げる。わき腹の引き上げを感じな
がら、遠くのものをとるように、手を長く
まっすぐ上げて。

NG

ひじを反るほど
伸ばしてしまうと
側屈の心地よさが
感じられない

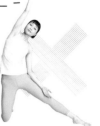

ひじはやわらかく
軽く曲げる

指先や首も
やわらかく保つ

この部分に効く!

背骨の土台となる骨盤を水平に保つことで、心地いい伸びが実現。背骨を支える「脊柱起立筋」をしっかり伸ばすことができます。

NG

骨盤が傾くと
しっかり
側屈できない

3 手を遠くに伸ばしながら体を横に倒す

上げた手をできるだけ遠くに伸ばしながら、体を横に倒していく。できるところまで側屈したら、反対側の手のひらを上に向け、ひじ先で太ももを軽く押しながら、指先を遠くに伸ばして30秒キープ。反対側も同様に行う。

動画もCHECK

ぶら下がった 開脚前屈

プラサリータ・パードッターナーサナ

 股関節 逆転

難易度
★★☆

スクワットで上体を倒して 股関節から前屈する

ひざをいったん曲げてから伸ばすと、心地いい前屈が簡単にできるように。股関節の柔軟性を引き出しながら体を伸ばし、頭を下にした逆転の動きで血流の変化も感じられます。

Body & Mind ここに効く!

B 股関節の屈曲可動域が広がる

M 体が活性化してやる気アップ

M 血流の変化でリラックス効果

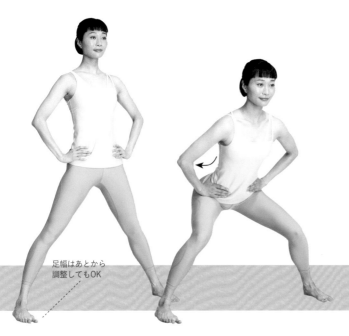

足幅はあとから
調整してもOK

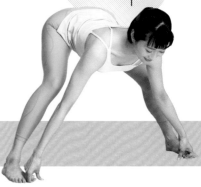

EASY

体がかたい人は
ここまででもOK

ひざは完全に伸ばさず、曲げたままキープしても効果は十分。足の親指を引いて腕を伸ばし、慣れたら少しずつひざを伸ばしていきましょう。

1 腰に手を当て、お尻を突き出す

ターダーサナ (p.24) で立ち、手を腰に当てて両足を左右に大きく開く。ここから軽くひざを曲げ、お尻を突き出すようにスクワットの姿勢になる。

2 上体を倒して足の親指をつかむ

そのまま上体を前に倒したら、人さし指と中指を引っかけるようにして、3本の指で足の親指をつかむ。

効かせるポイント ①

先に手をついて前屈すると
ひざを無理なく伸ばせる

最初はひざを曲げ、徐々に伸ばしながら前屈するのがポイント。かたくなりがちなもも裏を、無理なく伸ばせます。

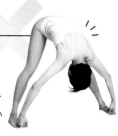

NG

股関節から
前屈しないと
腰が丸くなって
背骨が伸びない

効かせるポイント ②

股関節を
折るように曲げると
背骨が伸びる

股関節から折るように前屈すると、背骨がしっかり伸びます。最初にお尻を突き出すことで、股関節の動きを引き出して。

この部分に効く!

肩甲骨を下げるときは背中の「僧帽筋」下部が働きます。さらに姿勢の維持に重要な「多裂筋」を、背骨の伸びで活性化させて。

3 頭を下げながらひざを伸ばす

頭を床のほうへ下げながら、ひざをゆっくり伸ばして前屈していく。足の親指は床を押すように、引っかけた手は引き上げることで、肩が下がって首がさらに伸びる。できる人は頭頂を床につけ、30秒キープ。

効かせるポイント ③

ひじを張り
足の親指を引っぱると
肩甲骨が下がる

ひじを横に張りながら親指を引き上げて。肩甲骨が下がり、首の伸びが感じられます。

065

三日月のポーズ

アンジャネーヤーサナ

動画もCHECK

反る

難易度
★☆☆

腕を使って伸び上がれば
胸が心地よく反る

ポーズの効果を引き出すコツは、ひじを押し出して胸を開く動き。反ることだけに意識を向けず、上へ伸び上がる感覚を大切にしましょう。開いた胸に、深く呼吸を送り届けられます。

Body & Mind ここに効く！

B 背筋・バランス力の強化

B 背骨と股関節を柔軟に

M やる気・集中力のアップ

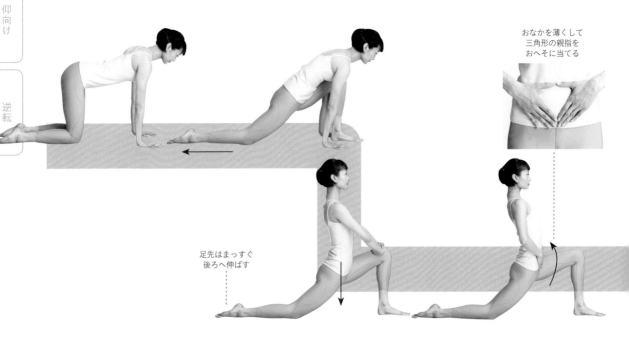

おなかを薄くして三角形の親指をおへそに当てる

足先はまっすぐ後ろへ伸ばす

1 ### 四つんばいから両足を前後に開脚

正座から体を前に倒して四つんばいになったら、片足を前に出して両手の間におく。反対側の足は少し後ろに引いて、前後に開脚する。

2 ### 前に踏み込んでから骨盤を起こす

上体をゆっくり起こしてひざに両手を重ね、前に踏み込んで骨盤を下げる。ここから手で三角形をつくり、下腹を押さえて前に傾いた骨盤を起こしていく。

立位

座位

うつ伏せ

仰向け

逆転

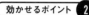

効かせるポイント **1**

ひじを先に押し上げ腕を伸ばすと胸がしっかり開く

肩より前の位置で腕を伸ばし、首を反らさず指先を見るのもコツ。腰の詰まりを防ぎながら、背骨をしっかり伸ばせます。

NG

首だけ反らしても肩が詰まって胸は十分に開かず背骨が伸びない

指先やあごは緊張させない

目線は伸ばした手の先へ

効かせるポイント **2**

骨盤は正面に向け下腹を締めると腰がつらくない

体を反らすときも、骨盤は正面に向けてキープ。下腹は軽く締めつつ骨盤を起こすことで、腰にかかる負担を軽減できます。

EASY

無理せずここでキープしてもOK

完成ポーズがきつい人はここでキープしても。ひじを押し上げ、胸を開いて背骨を反る感覚をまずはつかみましょう。

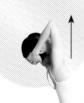

首を反らしすぎて詰まらせないこと

この部分に効く!

股関節の前後開脚によって、背骨と骨盤をつなぐ「腸腰筋」や、後ろ足のももの前側で体重を支える「大腿四頭筋」を強化します。

効かせるポイント **3**

後ろ足をつま先からまっすぐ伸ばし股関節を前後に開く

つま先〜足の甲をまっすぐ伸ばすことで後ろ足の方向が定まり、股関節を足のつけ根からしっかり伸ばせます。

3 胸をしっかり開いてから背骨を伸ばす

下半身が安定したら、頭の後ろに手を当て、ひじで天井を押し上げるように胸を開く。続いてひじから先を、わきから遠くへ伸びるようにまっすぐ上げて、目線は手の先へ向ける。30秒キープしたら、反対側も同様に。

動画もCHECK

椅子のポーズ

ウッカターサナ

反る

難易度
★☆☆

立位

座位

うつ伏せ

仰向け

逆転

重心と力の方向のバランスで
キープが楽になる！

両足をそろえてバランスをとるポイントは、下半身のどっしりした安定感と上半身の軽さ。腰や首だけで反るのでなく、胸を開いて伸び上がる感覚を持つと、キープするのも楽になります。

Body & Mind ここに効く！

- **B** 背筋と下半身の強化
- **B** 背骨の柔軟性を高める
- **M** やる気・集中力のアップ

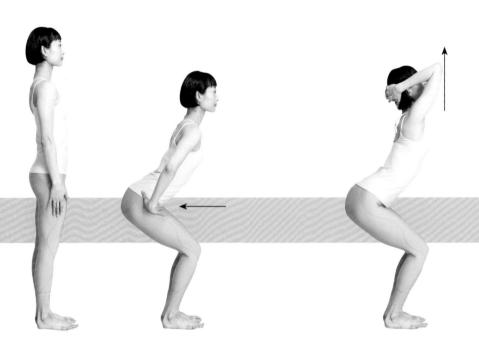

1 お尻を突き出してスクワットする

ターダーサナ(p.24)でマットの前方に立つ。両手を腰または足のつけ根のそけい部に当て、お尻を後ろに突き出すようにして、いったんスクワットの姿勢になる。

2 ひじを押し上げて胸を開く

スクワットの姿勢のまま、両手を頭の後ろで組み、ひじを天井に向かって押し上げるように胸を開く。

腕が後ろすぎて首や肩が詰まると
胸が開かず背骨も伸びない

EASY

筋力が弱い人は
スクワットを浅めに

下半身の筋力に応じて、スクワットは浅めでキープしても。「効かせるポイント」は同様に意識しながら、心地いい伸びを感じましょう。

効かせるポイント 1

上半身と下半身を
上下に引き伸ばすイメージで

上半身はより上へ、下半身はより下へ。腰が反りすぎたり、詰まったりするのを防ぎ、胸から心地よく反らせるように。

効かせるポイント 2

股関節を引き
お尻を突き出すと
下半身が安定

お尻を突き出し、足のつけ根（そけい部）を引き込んでキープ。下半身が安定し、上への伸びも楽になります。

目線は伸ばした
手の先へ

手を顔の斜め前で
遠くへ伸ばす

ひじが反るほど
伸ばしすぎない

この部分に効く！

股関節を深く曲げる動きで、背骨と骨盤をつなぐ「腸腰筋」を効かせて。下半身の筋肉が効率よく働き、ひざへの負担も軽減します。

効かせるポイント 3

足裏のアーチを
引き上げると
重心の位置がわかる

ポーズの間にいったんつま先を上げ、楽にキープできる位置を見つけましょう。つま先を戻して立つときも、すねの筋肉がしっかり働いて重心が安定します。

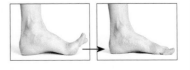

3 腕をまっすぐにして
顔の斜め前に伸ばす

ひじを押し上げて胸が十分に開いたら、腕を伸ばし、手を顔の斜め前で遠くへ伸ばす。指先、あごは緊張させずにやわらかく保ち、目線は伸ばした手の先で30秒キープ。

動画もCHECK

ねじる

ねじった 椅子のポーズ

パリヴルッタ・ウッカターサナ

難易度
★★☆

肩甲骨を前後に動かすと 深くねじれて、ポーズが安定

おなかや背中を緊張させて、無理にねじりがちなこのポーズ。
心地よく「効かせる」ポイントは、肩甲骨の前後の動きにあります。
安定した下半身から、深く自然にねじりましょう。

Body & Mind ここに効く!

- B 背骨の回旋筋・下半身の強化
- B ねじる動きで背骨を柔軟に
- M やる気・集中力のアップ

効かせるポイント 1

最初に 両ひじを 外に張って 首・肩を伸ばす

首や肩が詰まると、背骨
が十分に伸びません。ひ
じを張り出す動作で肩甲
骨が下がると、首が伸び
た状態をキープできます。

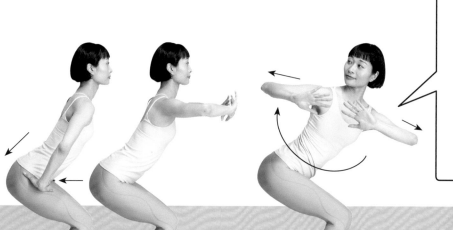

1 スクワットから両手を前に出す

ターダーサナ(p.24)でマットの前方に立ち、
両手を腰または足のつけ根に当ててお尻
を突き出し、スクワットの姿勢に。続いて
指先を向き合わせ、手のひらを正面に押
し出して、ひじを外に張る。

2 ひじを張り出して上体をツイスト

両ひじを張り出したまま、上体を片側にツ
イスト。このとき、ひざの位置が左右で
ずれやすいので、両ひざはなるべくそろ
えておくこと。

効かせるポイント ②

そけい部を引き込み下半身を安定させる

上体をしっかりねじるには、安定した下半身の土台が必要。お尻を突き出し、足のつけ根（そけい部）を引き込むことで、ねじりが深まります。

効かせるポイント ③

肩甲骨を前後に動かすことで深くねじれる

下側の肩甲骨は前へ突き出し、上側は後退させるようにねじりを深めます。胸を動かすことで、背骨が効率よくねじれるように。

EASY

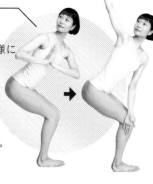

スクワットを浅めにして同様に

深いスクワットがつらく、両ひざの位置がずれる場合の緩和策がこちら。ねじったあとに両手を上下に広げ、下側の手でひざの外側を押すようにねじりを深めて。上体はまっすぐ伸ばしたままキープを。

NG

頭の位置が低すぎて背中も曲がると効果がない

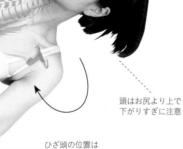

ひざ頭の位置は左右でずらさない

頭はお尻より上で下がりすぎに注意

この部分に効く！

深いスクワットの姿勢でお尻の「大殿筋」、股関節の「腸腰筋」などが効率よく働き、下半身が安定。背筋がより深くツイストできます。

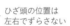

NG

両ひざの位置がずれてしまうと上体をしっかりねじれない

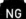
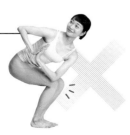

3 上体を伸ばしたままねじりを深める

両手を胸の前で合掌し、スクワットを深くして上体を伸ばしたままねじる。下側のひじをひざの外側に当ててツイストを深め、頭は下がりすぎないよう、おしりより高い位置で30秒キープ。余裕があれば、両手を上下に広げてキープしてもOK。反対側も同様に行う。

動画もCHECK

木のポーズ

ヴルクシャーサナ

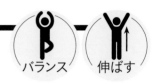

バランス　伸ばす

難易度
★ ☆ ☆

立位

座位

うつ伏せ

仰向け

逆転

インナーマッスルを効かせて
ポーズのグラつきを防ぐ

反り腰や、下腹が前に出た姿勢のままでは、バランスをうまくとれません。骨盤のまわりや軸足の筋肉を効率よく働かせることで、ポーズの安定感が驚くほど変わるのを実感するはず。

Body & Mind ここに効く！

- **B** 足および足裏の筋力強化
- **B** バランス力の強化
- **M** やる気・集中力のアップ

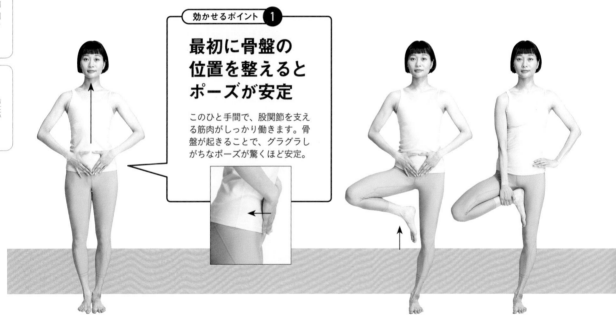

効かせるポイント **1**

最初に骨盤の
位置を整えると
ポーズが安定

このひと手間で、股関節を支える筋肉がしっかり働きます。骨盤が起きることで、グラグラしがちなポーズが驚くほど安定。

1 そけい部を引き込みまっすぐ立つ

ターダーサナ(p.24)の姿勢で立つ。手で三角形をつくり、おへそに親指を当てて、下腹を薄くして後ろに押すようにそけい部を引き込んだら、上体もまっすぐに伸ばす。

2 片足を上げて足裏を内ももに

骨盤を安定させた状態で片足を上げ、手でもサポートして、内ももに足裏をくっつける。

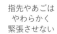

指先やあごは
やわらかく
緊張させない

EASY

**曲げる足の高さは
できる範囲で**

無理に高く上げてバラ
ンスをくずすより、で
きる範囲でキープを。
「効かせるポイント」を
意識しながら同様に行
いましょう。

効かせるポイント 2

腕は顔より前に上げ
首の詰まりを防ぐ

腕を耳の横で上げると、背中の筋肉が働
いて首が詰まる原因に。わきの下から天
井に伸びる感覚でキープしましょう。

NG

腕を後ろに
持っていくと
首が詰まって
背骨も伸びない

この部分に効く！

背骨と骨盤をつなぎ、
姿勢を支える「腸腰筋」
の働きでポーズが安定。
足裏からつながる筋肉
もしっかり効かせてバ
ランスを保ちましょう。

NG

軸足に
寄りかかると
バランスを保つ
足の筋肉が
正しく使えない

ひざが反るほど
伸ばしすぎると
バランス力が低下

---

3 **合掌した両手を伸ばしてキープ**

胸の前で両手を合掌したら、手を合わせた
まま天井に向かって伸ばす。胸を開き、正
面の一点を見つめながら集中して30秒キー
プ。反対側も同様に行う。

効かせるポイント 3

足裏のアーチを
引き上げて
すねの内側を強く

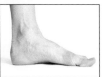

足指をいったん持ち上
げ、アーチを維持しな
がら足指を下ろして。
土踏まずにつながる筋
肉がしっかり働きます。

動画もCHECK

鷲のポーズ

ガルーダーサナ

バランス

難易度
★★☆

股関節や肩関節を意識して
動かすと、ポーズが安定

苦手な人が多いポーズですが、関節の使い方ひとつで変わります。股関節を引き込んで下半身をどっしり安定させ、肩まわりを意識的に働かせることで、背骨の動きを柔軟に。

Body & Mind ここに効く!

B 下半身や背骨の伸展力を強化

B 肩や肩甲骨まわりを柔軟に

M やる気・集中力のアップ

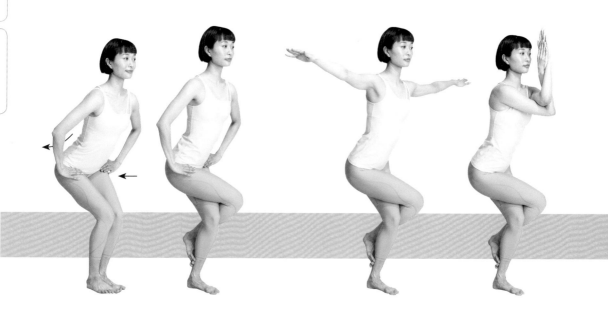

1 スクワットから足をクロス

ターダーサナ(p.24)で立つ。両手を腰またはそけい部に当て、ひざを曲げながらお尻を突き出してスクワットに。この姿勢から、片足を反対の足の上からクロスさせて足指をからめる。

2 両腕を大きく広げてからませる

両腕をいったん大きく広げ、からめた足側の腕が下、軸足側の腕が上になるように、胸の前でクロスしてからませたら、手のひらを合わせて合掌する。

バランスをとる
ためにひじを
深く曲げてしまうと
背骨に効かない

EASY

手足は引っかける
だけでキープ

足は組むだけ、腕も交
差させるだけで、無理
にからませなくても
OK。また合掌がきつ
ければ、手の甲同士を
合わせてキープしても。

効かせるポイント **1**

腕をしぼり上げる
ように持ち上げ
背骨を伸ばす

上の腕のひじを目の高さまで上げること
で、肩関節がより外に開きます。その結
果、背骨がより伸びやすい状態に。

この部分に効く!

そけい部を引き込むと、
姿勢を支えるお尻の
「大殿筋」「中殿筋」が
しっかり働く。肩甲骨の
働きを使って、背骨ま
わりの筋肉も柔軟に。

効かせるポイント **2**

ひじを
押し出して
背中を開くと
背骨が深く
曲げられる

背骨の屈曲を深めるには、
ひじを押し出して肩甲骨
を突き出し、背中を開く
と効果的。胸まわりの背
骨(胸椎)の柔軟性が高ま
ります。

ひじから先を
水平に
近づける

両足を中心に寄せて
芯をつくる

効かせるポイント **3**

そけい部を
引き込み下半身を
安定させる

キープするには下半身のどっしりした安
定感が重要。足のつけ根のそけい部を深
く曲げ、周辺の筋肉を効率よく働かせて。

---

3 背中を開いて背骨を伸ばす・曲げる

ひじを前に押し出して背中を開いたら、そのまま天井
へ持ち上げ、目線も上に向けて10秒キープ。そこから
背中を丸めて開き、ひじから先が水平になるまで前屈
していく。鷲が獲物をねらうように目線を指先のさら
に先へ向け、再び10秒キープ。反対側も同様に行う。

動画もCHECK

合せきのポーズ

<ruby>合<rt>がっ</rt></ruby>せきのポーズ

バッダコーナーサナ

股関節

立位
座位
うつ伏せ
仰向け
逆転

難易度
★☆☆

股関節のやわらかさに合わせて 背中を丸めながら心地よく前屈

股関節を開きながら、背骨の強度や柔軟性を高めるポーズです。
坐骨をしっかり床につけて骨盤をいっぱいまで倒し、そこからは
背中を丸めて前屈すると、心地よさもぐんとアップします。

Body & Mind ここに効く！

- **B** 股関節の柔軟性を高める
- **B** 背骨を伸ばす・屈曲させる
- **M** 背中を丸めてリラックス

効かせるポイント **1**

前屈する前に 頭頂を引き上げ 骨盤を立てる

股関節をしっかり開くため、土
台となる坐骨をしっかり床につ
けて。骨盤を立て、背骨を伸ば
した状態から前屈します。

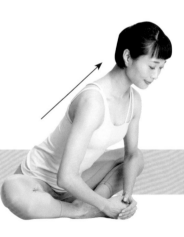

1 足裏を合わせてひざを開く

両足を伸ばして座るダンダーサナ(p.26)か
らスタート。そこから足裏を合わせてひざ
を開いて、足の甲を包むように持ち、頭頂
を引き上げて背骨を伸ばす。

2 骨盤から体を傾けるように前屈

坐骨をしっかり床につけたまま、背骨の伸
びをキープしながら、骨盤から体を傾ける
ように前屈していく。

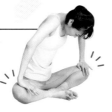

NG
ひざを無理に
押しつけるのは
厳禁！ 股関節を
痛める可能性も

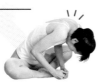

NG
肩がすくむと
足を引っぱっても
前のめりなだけで
背骨が伸びない

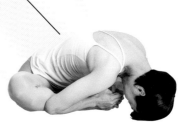

TRY
額が床に
つくまで前屈

余裕があれば、できる
ところまで前屈を深め
て額を床につけても。
ただし坐骨が浮くよう
なら、無理せずできる
ところでキープ。

効かせるポイント ②

骨盤をいっぱいまで 倒してから背中を丸め さらに前屈

骨盤がこれ以上倒れないところまでいっ
たら、坐骨は床につけたまま丸くなって
前屈。背骨が気持ちよく伸ばせます。

坐骨は床に
しっかりつける

背中を丸め
肩甲骨を広げる

この部分に効く！

股関節を大きく外旋す
ることで、骨盤と足を
つなぐ「深層外旋六筋」
が働きます。背骨沿い
の「多裂筋」も心地よ
くストレッチ。

足の甲を手で
軽く引っぱる

効かせるポイント ③

ひじですねを押すと 肩甲骨が下がって背骨が伸びる

ひじを開いても同じ効果があります。腕と肩甲骨が連動して
首の詰まりを防ぎ、背骨を伸ばす効果もさらにアップ！

3 背中を丸くして前屈を深める

そのまま前屈して骨盤が倒れる動きが止まった
ら、背中を丸くしてさらに前屈。ひじをすねに
近づけるか、外に開くことで、背中の伸びを感じ
ながら30秒キープ。

動画もCHECK

背面を伸ばすポーズ

パスチモッターナーサナ

曲げる

難易度
★★☆

背中を丸めながら前屈して背骨を心地よく伸ばす

背中を伸ばしたまま前屈することが多いポーズですが、ここでは背中を丸めて行います。股関節や背骨を曲げ伸ばしする心地よさを、ひじや頭の位置によって変わる感覚とともに味わって。

Body & Mind ここに効く！

- B 背骨と股関節まわりの強化
- B 背骨と股関節を柔軟に
- M 背中を丸めてリラックス

左側のナビゲーション（縦書き）：立位　座位　うつ伏せ　仰向け　逆転

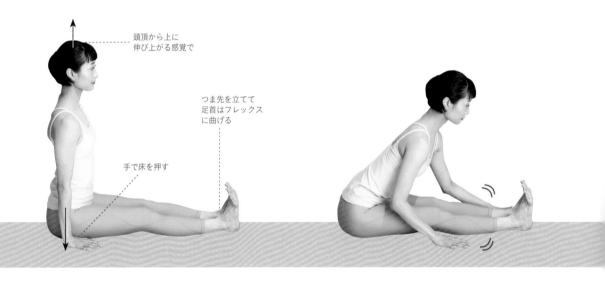

頭頂から上に伸び上がる感覚で

つま先を立てて足首はフレックスに曲げる

手で床を押す

1 足首を曲げ両足を伸ばして座る

ダンダーサナ(p.26)で、両足を伸ばして座る。手で床を押し、頭頂から上に伸び上がる感覚を持って。ひじやひざが反るほど伸ばしすぎないように注意。

2 手を前に歩かせながら上体を倒す

手を歩かせるようにしながら、上体をゆっくり前に倒していく。できる人は、ひじが床につくまで前屈。

肩や首が詰まった
まま前屈しても
背中が反って
心地よく伸びない

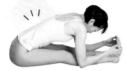

できる範囲で
ひざを伸ばせばOK

体がかたい人はひざを
曲げたままキープして
も。ひじの押し出しや
手のサポートを使って、
背中が心地よく伸びる
ことを優先しましょう。

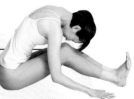

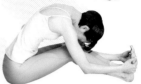

この部分に効く！

ひじを押し出すことで
肩甲骨と肋骨をつなぐ
「前鋸筋」が働き、背
中を心地よく伸ばすこ
とができます。

効かせるポイント 2
背中を丸めて前屈したら
額をひざに近づける

ねらいは背骨や股関節を心地よく屈曲させること。柔軟性に
かかわらず、背中や首の後ろを心地よく伸ばせます。

効かせるポイント 1
床に向かって
ひじを押し下げ
背中を深く曲げる

ひじを押す動きによって肩甲骨が開かれ、
肩が下がります。首の詰まりを防ぎ、背
骨を効率よく屈曲させることが可能に。

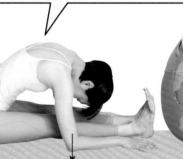

3 ひじを床に押してからさらに前屈

床に近づけたひじを、いったん下のほう
に押して背中を広げる。続いて両手でか
かとの少し上をつかみ、足を股関節のほ
うへ軽く引いて前屈。背中を丸くして額
をひざにつけ、30秒キープする。

効かせるポイント 3
足首を反らせて
かかとの上側を引っぱり
もも裏を伸ばす

目的のひとつが、ふくらはぎともも裏を
伸ばすこと。さらに腕の動きと連動して
肩が下がり、背中がより伸びる効果も。

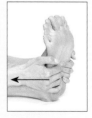

動画もCHECK

頭をひざに
つけるポーズ

ジャーヌ・シールシャーサナ

曲げる

難易度
★☆☆

股関節の可動域を広げながら
背中を丸めて伸ばす

股関節の可動域を広げながら、背骨を心地よく屈曲させることが
ねらい。首や肩の詰まりを防ぎながら、頭をひざに近づけて背中
を丸め、気持ちよく広げるように意識してキープしましょう。

Body & Mind ここに効く!

- **B** 股関節の可動域を広げる
- **B** 背骨と股関節を柔軟に
- **M** 背中を丸めてリラックス

立位
座位
うつ伏せ
仰向け
逆転

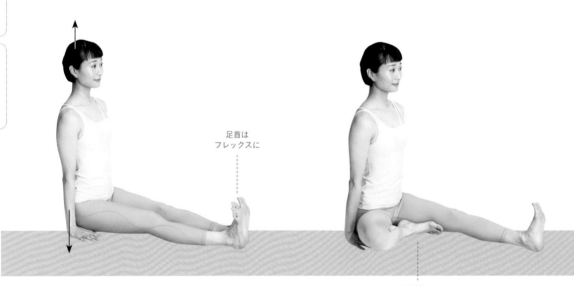

足首は
フレックスに

股関節に
近づける

1 足首を曲げ両足を伸ばして座る

ダンダーサナ(p.26)で、両足を伸ばして座
り、手で床を押し、頭頂から上に伸びて骨
盤を起こす。足首は曲げてつま先を立て、
フレックスに。

2 片足を曲げて足裏をくっつける

片足のひざを曲げて開き、反対側の足の内
ももに足裏をくっつける。曲げた足のかか
とは、なるべく股関節に近づけて。

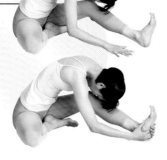

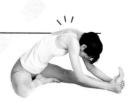

EASY

ひざは曲げたまま
キープしてもOK

もも裏がかたく、ポーズを心地よく感じられない場合は、ひざを曲げても。ひじや手によるサポートは同様にしながら、背中を心地よく伸ばして。

NG

肩がすくんで
首が詰まると
背骨が伸びず
肩こりの原因にも

効かせるポイント **1**

骨盤はできる
ところまで
倒せばOK

骨盤が前傾するいっぱいまで上体を倒したら、そこから背中を丸くして額をひざに近づけ、背骨を気持ちよく伸ばします。

この部分に効く!

曲げたほうの足では、股関節のさまざまな動きにかかわる「縫工筋」が働きます。背骨と骨盤をつなぐ「腸腰筋」に効かせる効果も。

効かせるポイント **2**

額をひざに近づけて
背中や首の後ろを
気持ちよく伸ばす

額をひざに近づけて前屈するのもポイント。柔軟性にかかわらず、背中や首の後ろを気持ちよく伸ばすことができます。

かかとの少し上を手で
軽く引っぱると
ポーズが安定する

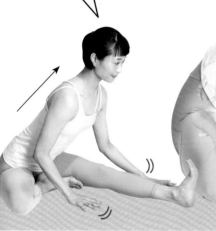

効かせるポイント **3**

ひじを床に下げると
肩甲骨が開いて
背骨がさらに伸びる

ひじを押し出す動きで肩甲骨が開かれ、肩が下がります。首の詰まりも防いで、背骨の屈曲がスムーズに。

---

3 骨盤を前傾させたら背中を丸めて前屈

両手を体の前につき、歩かせるようにして骨盤から上体を前に倒していく。骨盤がいっぱいまで倒れたら、背中を丸めてさらに前屈。額をひざに近づけ、できる人はかかとの少し上をつかんで股関節のほうへ軽く引きながら、30秒キープ。反対側も同様に行う。

動画もCHECK

ねじって頭を
ひざにつけるポーズ

側屈する　ねじる

難易度
★★☆

パリヴルッタ・ジャーヌ・シールシャーサナ

ツイストしてから体を倒し
背骨をしっかり側屈、胸を開く

背骨を十分に伸ばしてツイストさせてから側屈させることが重要。体を倒すことだけに意識がとられがちですが、背骨の伸びを意識し、胸が心地よく開かれる感覚を味わってください。

Body & Mind ここに効く!

B 背骨の柔軟性を高める

B 股関節の柔軟性を高める

M 体側に呼吸が入ってリラックス

効かせるポイント 1

上体を伸ばしてから
しっかりツイスト

ねじる前に上体を伸ばし、その感覚をキープしながらツイスト。安定した土台から、効果的にねじりを加えられます。

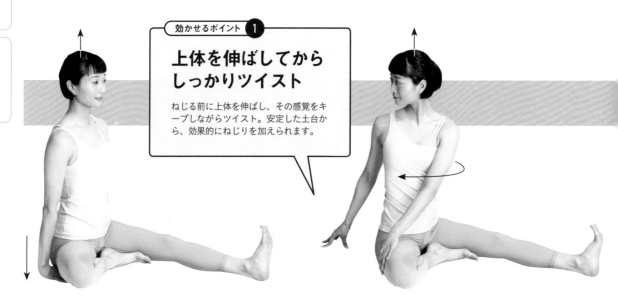

1 両足を伸ばしてから片足を曲げる

ダンダーサナ(p.26)で両足を伸ばして座り、片足のひざを曲げて開き、反対側の足の内ももに足裏をつける。手で床を押し、頭頂から上に伸びるように骨盤を起こして。

2 太ももと床に手をおいてツイスト

頭頂から引き上がるように上体を伸ばしたまま、曲げた足の太ももの外側に反対の手をおき、もう一方の手は床について、上体をねじっていく。

左右の坐骨を床に しっかりつけて 土台を安定させる

上体を倒すと、反対側のお尻が特に浮きやすくなります。側屈の十分な効果を得るには、土台の安定がマストと心得て。

倒すほうに気をとられて坐骨が床から離れると十分に側屈ができない

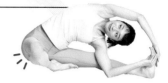

肩甲骨を 上下に動かし 体を倒す

上側の肩甲骨は上方へ、下側の肩甲骨は下方へと動かすように意識することで、体側の伸びが驚くほどスムーズに。

足をつかむ前に キープしてもOK

足をつかみにいくとお尻が浮く場合は、伸び上がった途中でキープ。反対側の手の甲で太ももを押さえながら、体側の伸びを感じましょう。

太ももにおいた手を支えに伸びる

首は背骨の延長線上に伸ばしてリラックスさせる

目線は斜め上の天井に向ける

この部分に効く!

肩甲骨を上下に動かし（上方回旋・下方回旋）側屈を深めて。骨盤につながる「腹斜筋群」や「腰方形筋」などがしっかり働きます。

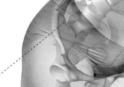

3 手を天井に向け、上体を倒す

床についた手を天井に上げ、伸ばした足のほうへ上体を倒していく。できる場合は足裏をつかみ、反対側の手は、手のひらを返しながら親指側から足の甲をつかんで。30秒キープして、反対側も同様に行う。

動画もCHECK

座った 開脚のポーズ

ウパヴィシュタ・コーナーサナ

 股関節

 伸ばす

難易度
★★☆

下へ引く力と伸び上がる力を拮抗させながら背骨を伸ばす

足を左右に開脚しながら、背中を丸めずに背骨をしっかり伸ばすポーズです。手を使って肩甲骨を下へ引く力と、頭頂から上へ伸び上がる力を拮抗させるイメージでキープしてみましょう。

Body & Mind ここに効く！

B 背骨を伸ばす筋力を強化

B 股関節の柔軟性を高める

M 背骨を伸ばしてやる気アップ

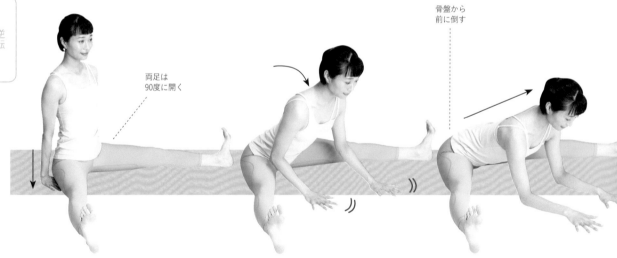

両足は90度に開く

骨盤から前に倒す

1 両足を伸ばして90度に開く

ダンダーサナ（p.26）で両足を伸ばして座り、足を90度に開く。足首は曲げてフレックスにし、手で床を押すようにして、しっかり骨盤を立てる。

2 両手で歩いて骨盤から前に倒す

手を床につき、両手で歩くようにしながら、骨盤から前に倒すように上体を床に近づける。できる場合はひじ先まで床につけ、これを支えにしながら、いったん肩を下げ、首を長く伸ばす。

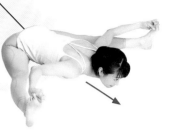

**ひざを曲げたり
開脚だけでキープ**

骨盤が起きた状態で行う
ことが大切。ひざを曲げ
た姿勢で前屈したり、股
関節がかたい人は、開脚
して後ろに手をつき、キ
ープするだけでもOK。

**あごを床につけて
前屈をより深く**

余裕があればあごを床
につけて、さらに深く
前屈してみましょう。
ただしこの場合は背中
を丸めず、背骨のまっ
すぐな伸びを意識して。

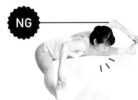

NG

ひじが上に
張り出した状態で
肩が詰まると
背骨が伸びない

効かせるポイント **2**

開いたひじを外に引くと
首が自然に伸びる

ひじを外に引くと肩甲骨が下がり、首の
詰まり防止に。この動きに連動して骨盤
が起きることで、背骨がさらに伸びます。

効かせるポイント **1**

足のつけ根を
引き込むことで
背骨がより伸びる

足の親指を引っぱり、つけ根を引き込む
ように骨盤から前屈。股関節の可動域が
広がり、背骨が伸びやすくなります。

この部分に効く!

開脚しながら前屈する
ことで、内ももにある
「大内転筋」をストレッ
チ。股関節の柔軟性
が高まり、背骨も伸び
やすくなります。

親指を押し出す
ように足を伸ばす

効かせるポイント **3**

あごはやや前で
頭頂から伸ばし
背骨を上下に
ストレッチ

キープ中は、頭の先へ伸び上
がる感覚を意識。股関節の屈曲が
さらに深まり、上下への伸びが
実感できます。

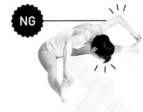

NG

頭頂から伸ばさず
下がってしまうと
背骨が伸びない

---

3 足の親指を引っぱりながらキープ

足の親指を手の3本指で引っかけるように
持ち、頭頂を伸ばすように上体を倒す。床
に近づいたら、あごをやや前へ。ひじを外
に開き、股関節のほうに足を引っぱりなが
ら前屈を深めて、30秒キープ。

POSE
19

動画もCHECK

舟のポーズ

ナヴァーサナ

バランス

難易度
★★☆

立位

座位

うつ伏せ

仰向け

逆転

股関節のインナーマッスルを
使ってバランスをキープ

坐骨でバランスをとり、手先や足先をリラックスさせて緊張を抜くよう意識してみましょう。強い筋力が必要なポーズと思われがちですが、無駄な力を使わずキープできるようになります。

Body & Mind ここに効く！

B 体の前面にある筋肉の活性化

B 股関節とバランス力の強化

M やる気・集中力のアップ

効かせるポイント **1**

ひじを外に開いて上げると
腹筋にスイッチが入る

肩甲骨につながる筋肉「前鋸筋」が肋骨を経由して腹筋と連動。おなかに力が入り、バランスをとりやすくなります。

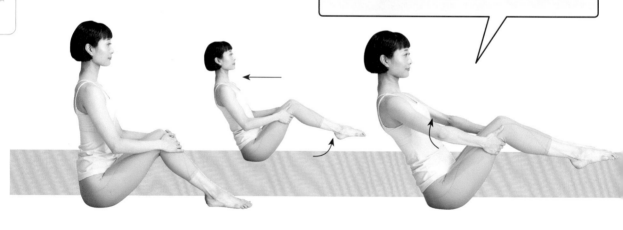

1 ひざを曲げて体育座りに

ダンダーサナ（p.26）で両足を伸ばして座る。次にひざを曲げて立て、両手をひざにおいたら、背中を伸ばしていったん体育座りに。

2 ひざ裏を抱えて上体を後ろに

両手でひざ裏を抱え、ひじを外に開きながら、体重を後ろにかけて上体を傾ける。そのまま足を上げ、坐骨でバランスをとって。

ひざ下を床となるべく
平行にしてキープ

ひざを伸ばすのがつらい人は、プ
ロセス2で足を上げたら、手を伸ば
してキープ。腕とひざ下は床とな
るべく平行で、股関節を効かせて。

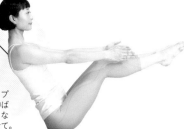

NG

肩と首が詰まって
上体が後ろに倒れ
腹筋で無理やり
キープした状態

効かせるポイント 3

肩を下げて首を伸ばすと
骨盤が起きて上半身が安定

肩と首が詰まると、背中が丸まって姿勢が不安定に。意識し
て肩を落とすと上体が安定し、骨盤も起きやすくなります。

効かせるポイント 2

足のつけ根を
引き込んで
股関節を強く

ひざを伸ばすときは、足のつけ
根(そけい部)を引き込む感覚で。
股関節の筋肉が効率よく働き、
足を上げやすくなります。

手足の指先は
リラックスさせる

ひじが反るほど
伸ばしすぎない

3 ## ひざを伸ばして腕をまっすぐ水平に

坐骨でバランスをとったまま、ひざからつま先をできる
だけまっすぐに伸ばす。次に手を離し、腕が水平になる
ように遠くへ伸ばして、10秒キープする。

この部分に効く!

背骨と股関節をつなぐ
「腸腰筋」は、姿勢を
支えるうえでも重要な
筋肉。足をつけ根から
引き上げる動きで、効
果的に鍛えられます。

動画もCHECK

曲げる 股関節

牛面のポーズ

ぎゅうめん

ゴームカーサナ

難易度
★★☆

立位
座位
うつ伏せ
仰向け
逆転

肩甲骨を動かして胸を開けば
手がつなげる、背骨が伸びる

肩甲骨を動かすことを意識すると、意外なほど簡単に背中で手がつなげます。股関節がかたいと土台が安定しづらいため、お尻が浮く人はブランケットなどを敷いて座るといいでしょう。

Body & Mind ここに効く!

- B 背骨・肩関節を柔軟にする
- B 股関節をゆるめる
- M 背中を丸めてリラックス

効かせるポイント 1

足を組んでから座ると
深く寄せてクロスできる

足を組んでから座り、内側に寄せることで、ポーズの土台が安定。手をついてお尻を上げると、深く組むことができます。

この部分に効く!

肩甲骨と腕をつなぐ「棘上筋」「棘下筋」などが働き、肩関節の柔軟性がアップ。足を組むことで土台となる股関節をゆるめる効果も。

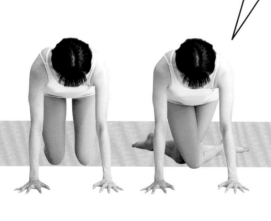
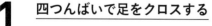
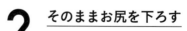

1 四つんばいで足をクロスする

正座から両手を前について四つんばいになったら、片足をもう一方の足にクロスさせる。

2 そのままお尻を下ろす

足をクロスしたまま、ゆっくりお尻を床に下ろして座る。このとき、骨盤が起きて、背骨がまっすぐになるよう意識。

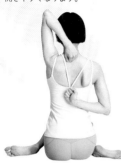

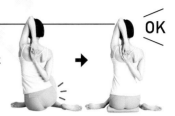

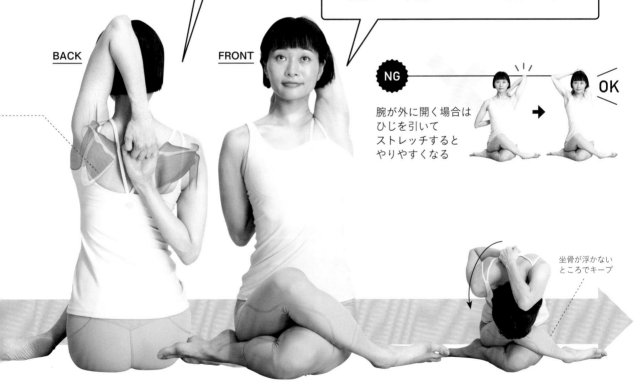

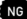

EASY

両手が届かない人は
握りこぶしで

背中で手を組めない場合は、
握りこぶしをつくって背中に
まわしましょう。手の甲で背
中を押すようにすると、胸が
開きやすくなります。

効かせるポイント **2**

肩を下げると
骨盤が起きて
土台が安定

腕を組むと詰まりがちな肩は、
意識して下げることが大切。背
骨が伸びて骨盤が連動し、土台
となる足も組みやすくなります。

NG → **OK**

坐骨が傾く場合は
ブランケットなど
をお尻に敷くと
安定する

効かせるポイント **3**

肩甲骨を後ろに引いて
頭でひじを押すと胸が開く

肩甲骨を引くと同時に、上のひじを頭で押すことで肩関節の
可動性がアップ。背骨のストレッチ効果も高まります。

NG → **OK**

腕が外に開く場合は
ひじを引いて
ストレッチすると
やりやすくなる

BACK

FRONT

坐骨が浮かない
ところでキープ

3 手を後ろにまわして背中で組む

上の足と反対側の手を上から、もう一方
の手を下から後ろにまわし、背中で両手
を組む。さらに上げた手のひじを頭で軽
く押し、胸を開いて。

4 額をひざへ近づけるように前屈

手を組んだまま、額をひざへ近づけるよう
に前屈していく。お尻が浮かないようにし
て背中の伸びを感じながら、30秒キープ。
反対側も同様に行う。

半分の
鳩のポーズ

エーカパーダ・カポターサナ

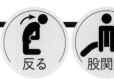

反る　股関節

難易度
★★☆

骨盤を正面に向けることで
ポーズが伸びやかに

股関節の柔軟性を高めながら、胸を開いて心地よく伸び上がる
ポーズです。伸ばした足の向きや、腕の使い方によって変化する
力の方向性を感じながら、深い呼吸で胸をさらに開きましょう。

Body & Mind ここに効く！

- **B** 背筋の強化
- **B** 背骨と股関節を柔軟にする
- **M** 胸を開いてやる気をアップ

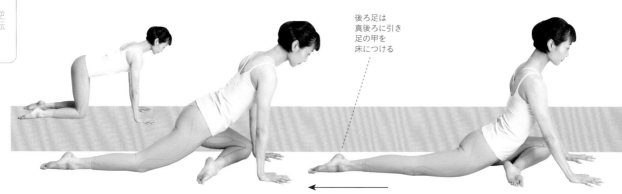

後ろ足は
真後ろに引き
足の甲を
床につける

1 四つんばいから片足を前へ出す

正座から手を前の床におき、四つんばいに
なったら、両手の間に片足のひざを押し出
すように前へ出す。

2 つま先から後ろ足を伸ばす

反対の足はつま先から遠く後ろに伸ばし、
甲を床につけて、足を前後に開いた姿勢に
なる。

立位

座位

うつ伏せ

仰向け

逆転

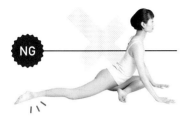

NG

後ろ足が外に開いて骨盤が傾くと
股関節や背骨が心地よく伸びない

EASY

上体が起き上がる
途中でキープ

股関節がかたい人は、ポーズ
をつらく感じる場合も。後ろ
足のつけ根をできるだけ伸ば
したら、上体を起こせる範囲
でキープしましょう。

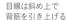

効かせるポイント 2

ひじを意識して
後ろに引くと
胸が開く

胸は腕の動きを使うことで自然
に反らせていきましょう。呼吸
するごとに、胸が開いていくの
を感じて。

効かせるポイント 1

後ろ足の甲を床につけ
真後ろに伸ばす

後ろ足は、つけ根のそけい部からしっか
り伸ばすことが大切。足先を真後ろに向
けることで、骨盤の傾きも予防します。

目線は斜め上で
背筋を引き上げる

この部分に効く!

下腹部の引き上げで、
おなかまわりを支える
「腹横筋」が働きます。
正面に向けた骨盤も安
定し、腰まわりの気持
ちいい伸びが実現。

3 上体を起こして胸を前へ押し出す

指先を立てたカップハンズで手を床につ
き、やや後ろに歩かせて上体を起こす。ひじ
を引きながら胸を前へ押し出し、そけい部
から首までを伸ばして30秒キープ。反対側
も同様に行う。

効かせるポイント 3

骨盤を起こして正面に向け
下腹部を引き上げる

骨盤が傾いたり、ねじれたりしていると、腰が詰まって気持
ちよく伸びません。下腹も使って骨盤の安定をサポートしま
しょう。

動画もCHECK

半分の聖者 マッツェーンドラのポーズ

アルダ・マッツェーンドラーサナ

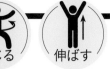

ねじる　伸ばす

難易度
★★★

立位

座位

うつ伏せ

仰向け

逆転

肩甲骨を前後に動かして 心地いいねじりと深い呼吸を

ねじりを心地よく深めるコツは、左右それぞれの肩甲骨の働き。ねじる方向を意識して肩甲骨を動かし、その対角上で開いた肩に呼吸を送り込むようにすると、ポーズも楽にキープできます。

Body & Mind ここに効く！

- **B** 背骨をねじる筋肉の強化
- **B** 股関節の柔軟性を高める
- **M** 体の芯ができてやる気がアップ

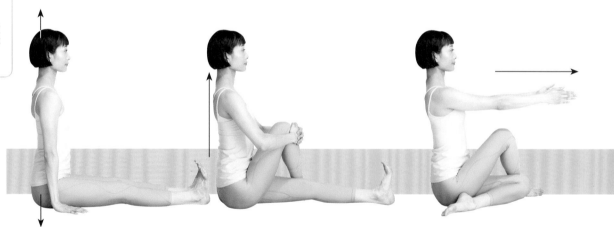

1 ひざを曲げて反対側の足をまたぐ

ダンダーサナ（p.26）で両足を伸ばして座り、手で床を押して頭頂を引き上げる。続いて片足を曲げ、もう一方の足をまたいで太ももの外側につけたら、両手で曲げた足のすねを持つ。

2 上体を起こしてから両手を前に

両手ですねを抱えるように上体を起こしたら、伸ばした足のひざを曲げ、かかとをお尻の横につける。さらに両腕を「前へならえ」のように、まっすぐ前へ伸ばして。

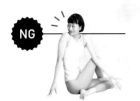

NG

肩がすくんで
前かがみになると
うまくねじれない

EASY　**TRY**

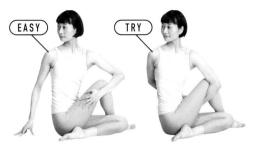

手の位置でねじりの深さが変わる

体がかたい人は、立てたひざを手で押してねじり
を深めましょう。余裕がある人は、腕をひざ下か
ら通して両手を背中で組むと、負荷が強まります。

効かせるポイント 2

吸う息とともに体を引き上げねじりをさらに深める

上体をねじるときは、頭頂を引
き上げ、骨盤を起こして土台を
安定させるのもコツ。反対に、
息を吐くときはリラックスして。

効かせるポイント 1

肩甲骨を突き出す・後ろに引く動きで背骨をねじる

前へねじる側は前方へ突き出し、後ろにねじる側は後方に引
くように意識。肩甲骨と連動して、背骨が深くねじれます。

この部分に効く！

骨盤の土台をしっかり
安定させながら上体を
ねじると、わき腹で体
をねじったり、倒した
りする「内・外腹斜筋」
が強く働きます。

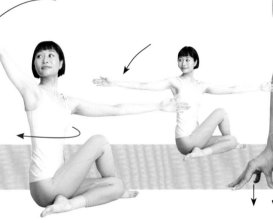

---

3 手を開きながら上体をねじる

上の足と同じ側の手を、天井を通って開きな
がら、後ろの床につけ上体をねじる。反対
の手は伸ばして立てたひざの外側に当て、
押し合いながらねじりを深める。30秒キー
プして、反対側も同様に行う。

効かせるポイント 3

後ろの手で床を押し上体をさらに引き上げる

手で押す動きで肩甲骨が下がり、詰まりがちな首を心地よく
伸ばせます。引き上がる動きで、胸が気持ちよく開く効果も。

動画もCHECK

ラクダのポーズ

ウシュトラーサナ

反る

難易度
★★★

骨盤と肩甲骨を意識すると
楽に反らせる

このポーズでは無理に体を反らせても、苦しいばかりか背骨も心地よく伸びません。骨盤や肩甲骨への意識とちょっとした動きのコツで、胸が驚くほど開き、呼吸を楽に感じるでしょう。

Body & Mind ここに効く！

B 背筋と腹筋を強化する

B 背骨を伸ばして柔軟にする

M 深い伸展による集中力の強化

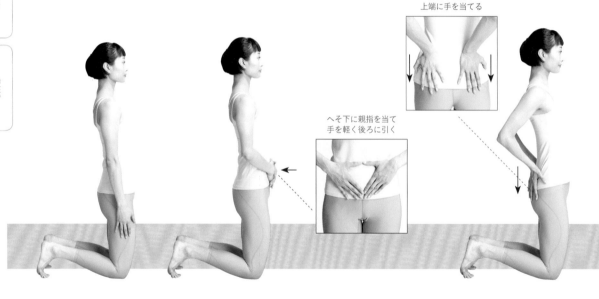

骨盤の左右の
上端に手を当てる

へそ下に親指を当て
手を軽く後ろに引く

1 ひざ立ちになり骨盤を安定させる

正座からお尻を上げて、ひざ立ちに。腰幅〜それよりやや狭めに足を開き、つま先を立てる。さらに手で三角形をつくり、薄くしたおなかに当てて軽く引き、骨盤を安定させたら、上体を起こして背筋を伸ばす。

2 骨盤の後ろに手を当てる

指先を下に向けて、手を骨盤の後ろに当てる。さらにひじを使って肩甲骨を寄せながら、骨盤を下げ、後ろに倒す（後傾させる）ように手で押し下げていく。

立位

座位

うつ伏せ

仰向け

逆転

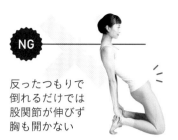

効かせるポイント 2

首の前を伸ばし
最後に視線を上げて
首の詰まりを防ぐ

まずあごを引き、そこから首の前側を無理なく伸ばすのがポイント。舌は上あごにつけると、筋肉がしっかり働きます。

舌は上あごに
べったりつける

効かせるポイント 1

手とおなかで
骨盤を後傾させ
股関節を伸ばす

骨盤を手で押し下げ、おなかを薄くするように引き締めて。骨盤を後ろに倒して股関節を伸ばし、腰の詰まりを防ぎます。

あごを引いて
胸を見る

EASY

ポーズの途中で
キープしてもOK

手がかかとに届かない人は、手を骨盤に当てて押し下げた状態でストップ。開いた胸に呼吸を送り込むようにキープしましょう。

この部分に効く！

骨盤を後傾させつつ肩甲骨を後ろに寄せて。肩甲骨で押し出されるように胸が開き、体を反らすときに使われる「胸棘筋」が働きます。

効かせるポイント 3

おなかを薄くして
骨盤が安定すると
胸が引き上がる

おなかを薄く引き締めると、骨盤まわりが安定。同時に胸を引き上げることで背骨が伸び、腰の詰まりも防ぎます。

3

骨盤を押し下げてから胸を開く

あごを引きながら胸を見て、骨盤を押し下げながら上体を後ろに倒す。続いて片手ずつかかとをつかみ、胸を天井に引き上げる。さらに首の前を伸ばしながら頭を倒し、最後に目線を斜め上へ向けて。空気を入れるような感覚で胸を引き上げながら、10秒キープ。

動画もCHECK

コブラのポーズ

ブジャンガーサナ

反る

難易度
★☆☆

体に働く力の方向性を使って
背骨を引き上げる

腰を反らすのではなく、背骨を心地よく引き上げることが成功の
カギ。腕、足先、頭頂それぞれでポーズに働く力の方向を意識す
ることで、しなやかで力強い伸び上がりを感じられます。

Body & Mind ここに効く！

- **B** 背筋群の筋力を強化する
- **B** 背骨を反らして柔軟にする
- **M** 胸を開いてやる気をアップ

立位

座位

うつ伏せ

仰向け

逆転

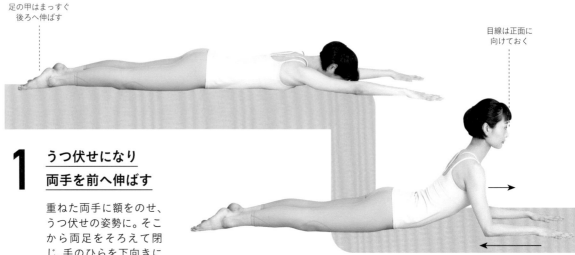

足の甲はまっすぐ
後ろへ伸ばす

目線は正面に
向けておく

1 うつ伏せになり
両手を前へ伸ばす

重ねた両手に額をのせ、
うつ伏せの姿勢に。そこ
から両足をそろえて閉
じ、手のひらを下向きに
して、両手をまっすぐ前
へ伸ばす。

2 手を引きながら上体を起こす

床を引っぱるようにしながら、ひじ先をすべら
せ手前へ引き、ゆっくり上体を起こしていく。

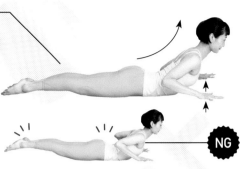

効かせるポイント ①

足全体を遠くへ伸ばして腰の詰まりを防ぐ

足の甲を床につけ、遠くへ伸ばすように意識してキープを。全身の伸びをしっかり引き出し、腰の詰まりを防ぎます。

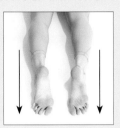

TRY

背筋の力を使って上体をキープ

プロセス2で上体を起こしたところから、両手を浮かせてキープ。背骨を伸ばすポーズのために不可欠な背筋を、効果的に鍛えることができます。

NG

足が浮いてしまうと余分な力が入って腰に負担がかかる

NG

つま先が外側に開くとお尻に無駄な力が入る

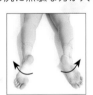

効かせるポイント ②

舌を上あごにつけて首の前側を伸ばし目線は最後に上へ

目線から先に上げると首が詰まりやすいので注意。舌を上あごにつけると、首の前側にある筋肉が気持ちよく伸ばせます。

頭頂が引っぱられるように上へ伸ばす

この部分に効く！

ひじを後ろに引くと、背中に広がる「広背筋」や「僧帽筋」の下部が働きます。胸を前に出す働きも伴い、胸椎の反りを助けます。

3 ひじを伸ばし上体をさらに起こす

床につけたひじを伸ばしながら、上体をさらに起こす。首の前を伸ばし、最後に目線を斜め上に向けて。頭頂が上へ引っぱられるように、おなかを薄くして胸を開きながら、30秒キープ。

効かせるポイント ③

ひじを後ろに引く力で胸を前へ押し出す

キープ中もひじを後ろへ引く意識を。この力によって胸を前へ押し出すことで、背骨を効率よく引き伸ばせます。

動画もCHECK

バッタのポーズ

シャラバーサナ

反る

難易度
★★★

足を遠くへ伸ばす感覚で
楽に、心地よく上げる

強度が高いこのポーズでは、体を反らすことに意識が向いて腰が
詰まり、苦しく感じがち。足を遠くへ伸ばすイメージで行うこと
で自然と上がり、股関節の前側が強く、後ろ側は柔軟になります。

Body & Mind ここに効く！

- **B** 背筋の強化と柔軟性のアップ
- **B** 股関節の前後を強く柔軟に
- **M** 高い強度により集中力アップ

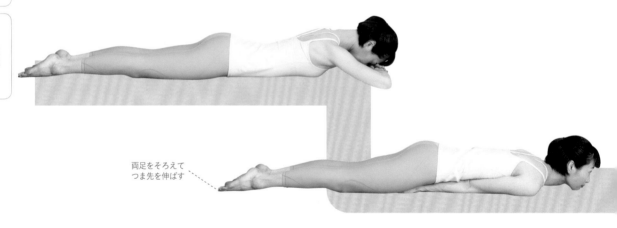

両足をそろえて
つま先を伸ばす

---

1 うつ伏せで両手を重ね、額をのせる

うつ伏せの姿勢になり、両手を重ねたとこ
ろに額をのせる。両足はそろえて、つま先
をまっすぐ伸ばす。

2 手を太ももの下に入れる

腕を後ろへまっすぐ伸ばし、腰を浮かせな
がら、手のひらを下に向けて太ももの下に
おく。手は親指を内側に入れたゲンコツに
してもOK。

立位
座位
うつ伏せ
仰向け
逆転

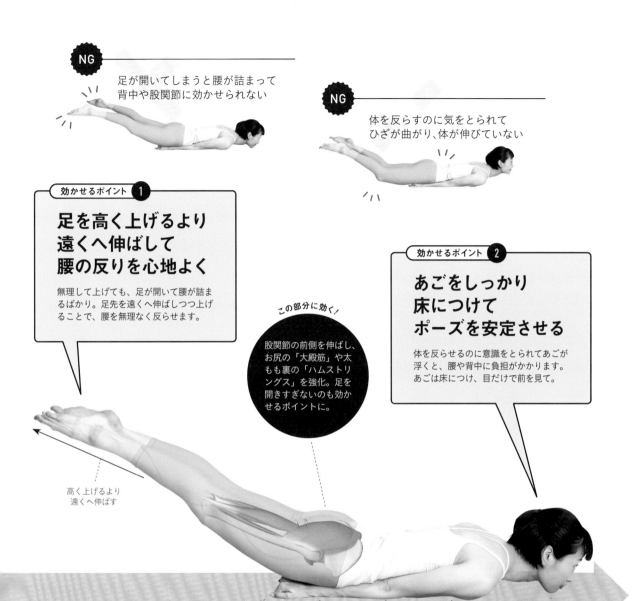

NG

足が開いてしまうと腰が詰まって
背中や股関節に効かせられない

NG

体を反らすのに気をとられて
ひざが曲がり、体が伸びていない

効かせるポイント 1

足を高く上げるより
遠くへ伸ばして
腰の反りを心地よく

無理して上げても、足が開いて腰が詰まるばかり。足先を遠くへ伸ばしつつ上げることで、腰を無理なく反らせます。

この部分に効く！

股関節の前側を伸ばし、お尻の「大殿筋」や太もも裏の「ハムストリングス」を強化。足を開きすぎないのも効かせるポイントに。

効かせるポイント 2

あごをしっかり
床につけて
ポーズを安定させる

体を反らせるのに意識をとられてあごが浮くと、腰や背中に負担がかかります。あごは床につけ、目だけで前を見て。

高く上げるより
遠くへ伸ばす

手のひらを
下に向けて支える

あごは床につけ
目線は前へ

3 手と腕で床を押し、足を伸ばす

太ももの下に入れた手で床を押し、腕で上体を支えながら、足をできるだけ遠くへ伸ばすように上げて、10秒キープ。腰を反らして足を持ち上げる意識ではなく、伸ばす意識で楽に足が持ち上がる。

効かせるポイント 3

腕で床を押しながら
安定した土台で伸びをつくる

腕を強く押し、安定した土台から体の伸びを引き出すことが大切。手をゲンコツにすると、安定感が高まります。

動画もCHECK

うさぎのポーズ

シシャンカーサナ

曲げる

難易度
★☆☆

心地よく開いた背中に
たっぷり呼吸を送り込む

頭の前側を床につけ、背中を丸めて開くことでリラックスするポーズです。首に体重がかかりすぎないように注意しながら、心地よく伸びた背中に呼吸をたっぷり送り込みましょう。

Body & Mind ここに効く！

Ⓑ 背骨の柔軟性を高める

Ⓑ 背中の筋肉のストレッチ

Ⓜ 背中を開いてリラックス

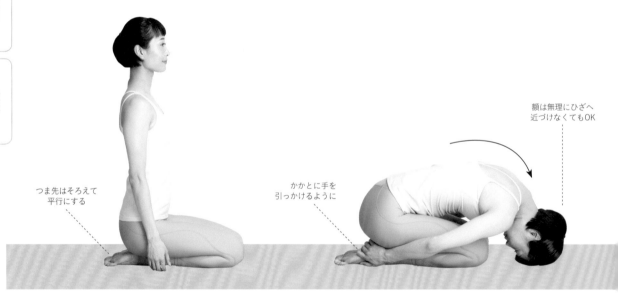

つま先はそろえて
平行にする

かかとに手を
引っかけるように

額は無理にひざへ
近づけなくてもOK

1 正座でつま先をそろえて伸ばす

正座からスタート。つま先は重ねず、そろえてまっすぐ後ろに伸ばす。

2 前屈して額をひざに近づける

正座から体を前に倒し、額をひざに近づけて、できる人は床につける。両手でかかとをつかみ、背中を丸くする。

CHECK

**頭をつける位置によって
ポーズの目的が変わる**

頭の前側をつけるのは、背中を開いてリラックスするのが目的。頭頂部の場合は、より上級向けなヘッドスタンドの準備ポーズという位置づけです。手の甲を下にして伸ばしたり、頭の横におくなどの方法があります。

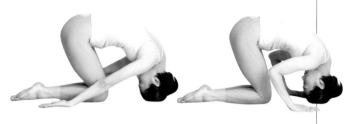

効かせるポイント 2

背中に呼吸をたっぷり送り込んで広がりをつくる

丸くした背中に向けて、深くゆっくり、気持ちよく呼吸を送り届けて。背中がさらに広がり、リラックスできます。

この部分に効く!

呼吸とともに背中を広げ、周辺の筋肉をストレッチ。腕で支えをつくり、肩甲骨と背骨をつなぐ「菱形筋」などを心地よく伸ばします。

効かせるポイント 1

お尻はやさしく徐々に上げて首への負担をやわらげる

勢いよくお尻を上げると、首や頭への負担が強くなるので注意。体重は少しずつ移動させるようにしましょう。

効かせるポイント 3

かかとを持つ手は引っぱらず引っかける感覚でキープ

手で引っぱると、強度が高すぎて心地よさが失われます。軽く引っかける程度で、腕で突っぱるようにキープしましょう。

3 体重を前へ移して頭の前側を床に

手でかかとをつかんだまま、お尻をゆっくり持ち上げたら、体重を前へ移動させ、頭の前側を床につけて10秒キープ。負荷が強くなりすぎないように、心地のいい伸びを意識すること。

動画もCHECK

仰向けの
英雄のポーズ

スプタ・ヴィラーサナ

股関節

難易度
★☆☆

立位

座位

うつ伏せ

仰向け

逆転

腰が反りやすい問題は
骨盤の傾きで調整できる

腰が反りがちなポーズですが、おなかを薄くしながら胸を引き上げることで骨盤の傾きを調整し、反り腰を回避しましょう。胸から股関節、太ももまで、体の前面をしっかり気持ちよく伸ばせます。

Body & Mind ここに効く！

- B 太ももの前面をストレッチ
- B 股関節・ひざ関節を柔軟に
- M 筋肉を伸ばしてリラックス

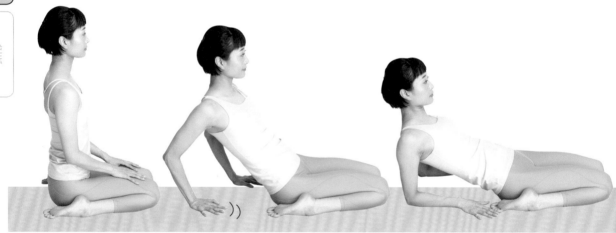

1 正座から足先を開いて割座に

正座になり、お尻を持ち上げて足先を開いたら、その間にお尻をつけて割座になる。

2 両手を後ろに歩かせてひじを床に

両手を後ろにつき、ゆっくり歩かせるようにしながら、まずはひじまでを床につけて体を支える。

**腰への負担を軽く
する2つの方法**

腰の反りが強い場合は、
間にクッションやブラン
ケットをはさんで。
また、片足ずつ行う方
法でも、腰への負担を
軽減することができま
す。

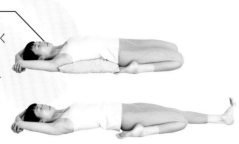

**前ももがかたい
場合のストレッチ**

プロセス1の割座から
両手を後ろにつき、片
足を立てます。そこか
ら腰を持ち上げ、股関
節〜太ももを心地よく
伸ばして。片側30秒が
目安です。

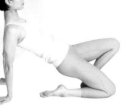

NG

無理は禁物！
腰が強く反ると
痛める可能性も
あるので注意

効かせるポイント 1

ひじを押し出すと
全身がぐっと伸びる

体の前面をしっかり伸ばすため、両ひじを
頭上にぐっと押し出してキープ。肋骨まわ
りも引き上がり、胸が心地よく開きます。

効かせるポイント 2

おなかの引き上げで
腰の反りを予防

おなかの動きに連動して、前傾して反り
がちな骨盤の角度が補正されます。腰の
詰まりを防ぎ、全身の伸び感もアップ。

この部分に効く！

ひざと股関節を柔軟に
しながら、太ももの前
側にある「大腿四頭筋」
をストレッチ。腰が反
ったり、ひざが浮くと
効きが弱まるので注意。

あごを引いて
目を閉じる

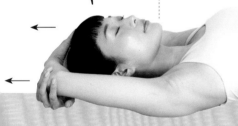

---

3 背中を床につけて両手を頭上で組む

上体をゆっくり下ろし、背中を床につけて
いく。頭が床についたら両手を上げ、左右の
ひじをつかむ。腰が反らないようにおなか
を薄くして胸を引き上げ、ひじを押し出す
ようにして30秒キープ。

効かせるポイント 3

ひざは浮きすぎないように
なるべくまっすぐをキープ

無理にひざを下ろすと腰が反るので、できる範囲で程度を太
ももや股関節を効果的に伸ばしましょう。

動画もCHECK

POSE

28

仰向けで
足指を持つポーズ

スプタ・パーダングシュターサナ

 曲げる

 股関節

難易度
★★★

床につけた足を強くキープして
背中や股関節がグッと伸びる

床につけた足や腰が浮いてしまうと、背骨や股関節への効果が半減するので注意。ひざを無理に伸ばしたり、高く上げる必要はないので、「効かせるポイント」を優先してキープしましょう。

Body & Mind ここに効く!

Ⓑ 股関節の前後を柔軟にする

Ⓑ 腹筋・股関節まわりの筋力強化

Ⓜ 強い負荷でやる気をアップ

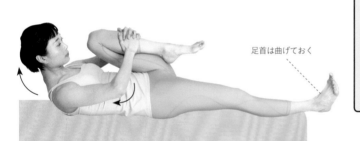

足首は曲げておく

効かせるポイント **1**

先にひざを曲げて
足を伸ばすと
背骨や股関節に効く

最初に太ももを抱えるのが、股関節を深く曲げるコツ。足を伸ばして上げると、腰が浮いてうまく効きません。

1 ひじを外に開いて
ひざを抱える

手のひらを下にして仰向けになり、片足を曲げて両手でひざを抱える。頭は持ち上げて、ひじを外に開きながら背中を開くように意識。

2 足の親指を引っかけて持つ

親指～中指の3本指を、足の親指に引っかけるように持つ。もう一方の手は伸ばして、太ももに乗せておく。

足指を持てない
場合の緩和ポーズ

片足を曲げ、両手でふく
らはぎを抱えるように持っ
たら、そのままひざを
伸ばして。無理に高く上
げる必要はないので、心
地よいところでキープを。

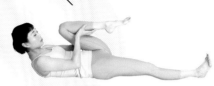

効かせるポイント **2**

わきを締めてひじを
ひざ裏に近づけると
首がスッと伸びる

腕の動きと連動して肩が下がり、首の詰
まりを予防。首と肩の間がスッと伸びる
と同時に、背骨を心地よく伸ばせます。

NG

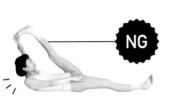

肩がすくんでしまうと
首が詰まって背骨が
心地よく伸ばせない

この部分に効く！

股関節を深く屈曲する
ことで、もも裏でかた
くなりやすい「ハムス
トリングス」や、内も
もの「大内転筋」を効
率よくストレッチ。

NG 伸ばした足の
太ももが浮くと
お尻が持ち上がり
うまく伸ばせない

足首を曲げて
かかとで床を押す

頭頂が
引っぱられる
イメージで
首を伸ばす

3

足を伸ばしてすねと額を近づける

曲げた足を伸ばし、すねと額を近づけてい
く。このとき、ひじをひざに近づけるよう
に曲げ、伸ばした足をさらにストレッチ。
反対側の足は、強く床を押すように伸ば
して、15秒キープ。反対側も同様に行う。

効かせるポイント **3**

太ももにおいた手を
床へ押し下げて伸びをつくる

上げた足につられて、伸ばした足が浮いてしまいがち。足首
はフレックスで曲げ、下に押すように強くキープしましょう。

動画もCHECK

ガス抜きのポーズ

パワンムクターサナ

曲げる

難易度
★☆☆

腹筋を圧迫して引き締め
おなかと背中に呼吸を送る

「ガス抜き」の名のとおり、腹筋を引き締めながら内臓を圧迫するポーズです。頭の重さを支える首への負荷を強く感じる場合は、TRYの方法もぜひとり入れてみましょう。

Body & Mind ここに効く!

B 腹筋群を強化する

B 背骨と下半身を柔軟に

M 高い強度でやる気をアップ

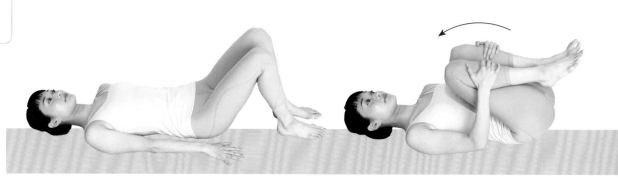

1 仰向けで両ひざを立てる

仰向けになり、手のひらを下に向けて体の横に伸ばしたら、両ひざを曲げて立てる。

2 曲げた足を上げて両手で抱える

曲げた足を片足ずつおなかのほうへ持ち上げ、太ももとおなかを近づけるように、軽く引っぱりながら両手で抱え込む。

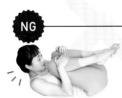

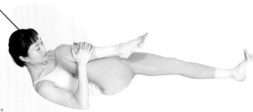

NG

わきが閉じて
肩や首が詰まると
全身が縮こまって
苦しくなる

EASY

片足ずつ曲げて
行う方法も

両足を同時に曲げると、苦し
く感じる場合におすすめ。伸
ばした足はしっかり床につけ
て、首の詰まりに注意しなが
ら、肩を下げて行いましょう。

効かせるポイント ①

肩を下げつつ
頭頂を引き上げ
心地いい伸びを

肩を床のほうへ下げながら、引き合うよ
うに頭頂を伸ばして。上げた頭につられ
て肩が上がると、首が詰まるので注意。

効かせるポイント ②

内臓を圧迫しながら
おなかを引き締め

手で太ももをおなかに押すと同時に、お
なか自体も床へ押しつける感覚で意識的
に引き締めると、効果がさらにアップ。

TRY

首がつらい場合の
トレーニング

頭を浮かせたら、その状態の
まま左右を振り向くようにゆ
っくり動かして。さらに頭を
後ろに倒して首の前側を伸ば
し、首の筋力を強化します。

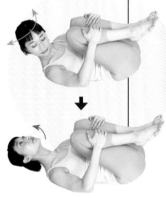

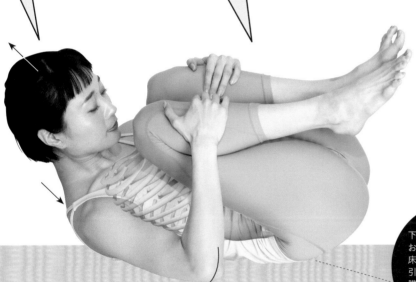

この部分に効く！

下半身を深く屈曲して
おなかを圧迫しながら
床へ押しつけるように
引き締め、体幹部で内
臓を支える「腹筋群」
を強化します。

効かせるポイント ③

ひじを外に開いて
広げた背中に深く
呼吸を送り込む

ひじの動きと連動して肩甲骨が外に開か
れることで、背中が広がるのを実感。背
骨の心地いい伸びをサポートします。

3 頭を上げて上体を起こす

頭を持ち上げながら上体を起こし、両ひじ
を開くようにひざを抱えて10秒キープ。肩
を下げ、背中の伸びを感じながら、広げた
背中とおなかに心地よく呼吸を送り届け
るように行って。

POSE

30

ハッピーベイビー

動画もCHECK

股関節

難易度
★☆☆

股関節を深く曲げながら
心地よくリラックス

曲げた足と手を引き合うようにしながら、股関節を深く屈曲させるポーズ。腰が浮いて骨盤が前傾すると十分な効果が得られないため、背骨がしっかり伸びた状態で行うことがポイントです。

Body & Mind ここに効く！

- **B** 股関節の柔軟性を高める
- **B** 股関節まわりの筋力を強化する
- **M** 股関節をゆるめてリラックス

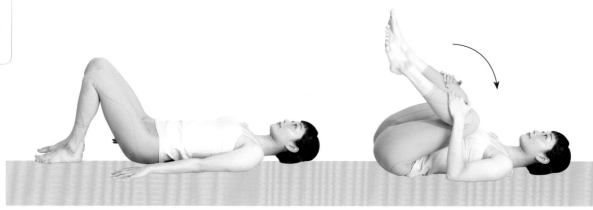

1 仰向けから両ひざを立てる

手のひらを下に向け、体の横につけた仰向けの姿勢でスタート。ここから両ひざを曲げて立てる。

2 両足を持ち上げてすねを抱える

片足ずつひざを上げて両足を持ち上げたら、両手ですねを抱えて、おなかのほうへ軽く引き込む。

効かせるポイント ①
お尻が浮いて腰を丸めないように注意

腰が床から離れて丸くなると、股関節の十分な屈曲が得られません。無理のない範囲で、お尻が浮かないように意識して。

効かせるポイント ②
ひざを床に近づけて股関節を深く曲げる

手でまっすぐ下へ引くように、ひざを床へ近づけて。すねと床が垂直に保たれ、股関節を深く、効率よく曲げられます。

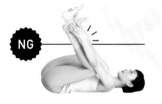

NG

すねが斜めの状態で引いても股関節に効かない

この部分に効く!

股関節の屈曲を最大限にして、骨盤と背骨をつなぐ「腸腰筋」を活性化。反対に、お尻側の「大殿筋」は大きくストレッチされます。

効かせるポイント ③
肩を下げると骨盤が連動して背骨が伸びる

股関節を深く曲げるには、背骨が伸びた状態であることが必要。肩を下げることで骨盤が起き、背中が丸くなるのを防ぎます。

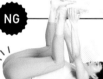

NG

肩が詰まると骨盤が後傾し背骨がしっかり伸びない

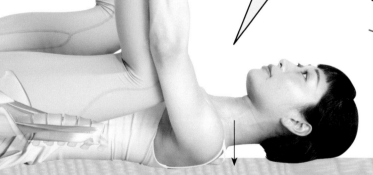

3 すねを床と垂直にして足を引く

ひざをやや外側に開き、手で足の小指側をつかむ。すねは床と垂直に。手で足を引いてひざを床に近づけ、30秒キープする。

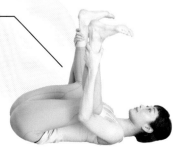

EASY

すねをつかんで垂直にキープ

足を持つのがむずかしい場合は、すねを抱えるようにキープして。すねを垂直に引くことさえできれば、ポーズの効果としては十分。

動画もCHECK

橋のポーズ

セートゥバンダーサナ

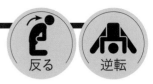

反る　逆転

難易度
★☆☆

胸を押し上げながら
背骨をしなやかに反らす

腰を反らせて持ち上げるのではなく、肩甲骨を寄せて胸を押し上げるのがコツ。お尻の筋肉でがんばらなくても、ひざや背骨がしなやかに伸びて体が軽く持ち上がり、首の詰まりも回避できます。

Body & Mind ここに効く！

B 背筋を強化する

B 背骨を伸ばして柔軟性を高める

M 胸を開いてやる気をアップ

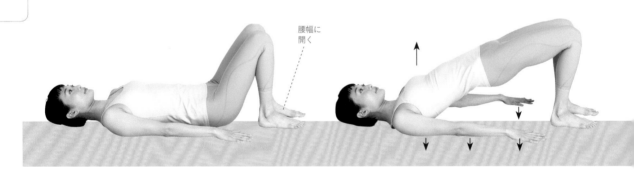

腰幅に開く

1 両ひざを立てて足を腰幅に開く

手のひらを下に向けて仰向けになり、両ひざを曲げて、すねと床が垂直になるように立てる。足の幅は、握りこぶし1個分程度をあけた腰幅を目安に。

2 手で床を押して体を上げる

ゆっくりとお尻を上げ、手で床を押しながら胸から引き上げるように持ち上げる。

ひじが反るほど強く
伸ばすと負担がかか
るので注意

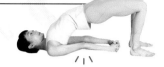

足先が外に開くと
お尻の筋肉が
使われすぎて
腰が詰まる原因に

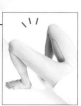

TRY

ひじを押し出すワークで
肩甲骨を効かせる

両手を軽く握り、ひじを曲げて床を
強く押しながらポーズをキープ。ひ
じの押し出しで肩甲骨が働き、胸が
開く感覚をつかめます。

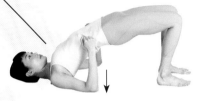

この部分に効く!

ひじで床を押すことで
背中の「広背筋」が働
き、胸が開きます。さ
らに伸ばした体を支え
ることで、内ももの「大
内転筋」の強化にも。

効かせるポイント ②

ひざで床を押す力で
背骨を浮かせる

ひざは伸ばそうとしながらも、床のほう
へ垂直に押して。お尻の筋肉を使うこと
で体を持ち上げてしまうのを防ぎます。

効かせるポイント ①

肩甲骨を寄せながら
腕を伸ばす力で
胸を持ち上げる

肩で支えるイメージで、肩甲骨をしっか
り寄せましょう。胸がぐっと持ち上が
り、背骨や首への負担も減らせます。

あごを引いて
胸を見る

ひじの伸ばしすぎ
による反りに注意

3 両手を組んで胸を開いてキープ

両手をお尻の下で組んで、肩甲骨を寄せな
がら床を押して胸を開く。あごは胸元が見
えるくらいまで引き、ひざを伸ばしながら
床を押し、背骨を浮かせて30秒キープ。

効かせるポイント ③

足幅は平行orやや内向きで
腰の反りを予防する

足が外に開くとお尻の筋肉が強
く働き、骨盤を押し上げてしま
います。平行または内股ぎみに
することで、骨盤がまっすぐに
保たれ、腰の反りを防げます。

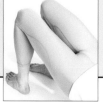

OK

動画もCHECK

立位

座位

うつ伏せ

仰向け

逆転

伸ばす

体の前面を
強く伸ばすポーズ

プールヴォッターナーサナ

難易度
★★☆

胸の引き上げと足の伸びで
姿勢を強く支えられる

腕で体を支えようとすると、ポーズの効果が引き出せないので注意。胸の引き上げをキープしながら、足からの伸びで体を持ち上げましょう。一本芯の通った、強い姿勢がつくれます。

Body & Mind ここに効く!

B 背面の筋肉を強化する

B 胸を開いて柔軟性を高める

M 強い姿勢維持による集中力強化

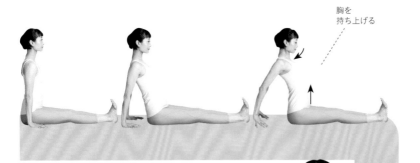

胸を
持ち上げる

1 足を伸ばして手をカップハンズに

ダンダーサナ(p.26)で両足を伸ばして座り、手を後ろに引いて、手のひらを床につける。そこから指を立ててカップハンズにしたら、床を押しながら骨盤を起こし、あごを引いて胸を引き上げる。

効かせるポイント **1**

あごを引いて目線は胸元へ。
スタート時から胸を開いて

ポーズの最終形では、胸を開いたままキープすることが大切。最初のステップで胸の開きを促し、その目的を明確にします。

2 足を伸ばしてお尻を持ち上げる

胸を開いてキープしたまま、手のひらを床につけ、足を遠くに伸ばしながらお尻を持ち上げる。あごを引いて胸を引き上げるように、ここでも意識を。

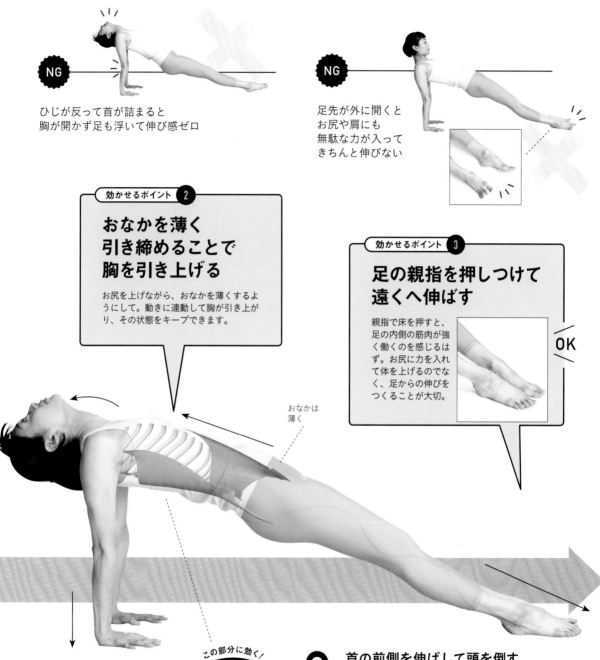

ひじが反って首が詰まると
胸が開かず足も浮いて伸び感ゼロ

足先が外に開くと
お尻や肩にも
無駄な力が入って
きちんと伸びない

効かせるポイント 2

おなかを薄く
引き締めることで
胸を引き上げる

お尻を上げながら、おなかを薄くするようにして。動きに連動して胸が引き上がり、その状態をキープできます。

効かせるポイント 3

足の親指を押しつけて
遠くへ伸ばす

親指で床を押すと、足の内側の筋肉が強く働くのを感じるはず。お尻に力を入れて体を上げるのでなく、足からの伸びをつくることが大切。

OK

おなかは
薄く

この部分に効く!

おなかまわりをコルセットのように引き締める「腹横筋」とともに、背中の「広背筋」などが働いて、体の伸びと同時に胸が開きます。

3 首の前側を伸ばして頭を倒す

プロセス2のあとに余裕があれば、首の前を伸ばして頭を後ろに倒していく。足の親指を押しつけて遠くへ伸ばすようにしながら、胸を開いて10秒キープ。舌は上あごにつけて首の詰まりを防ぎ、ひじは反るほど伸ばさないように注意。

動画もCHECK

魚のポーズ

うお

マツヤーサナ

反る

難易度
★★☆

立位

座位

うつ伏せ

仰向け

逆転

おなかを引き上げ、胸を開いて 背骨のカーブを引き出す

背骨のしなやかさを保ちつつ大きく反らす、実は難易度が高めなポーズです。ポイントは、胸を大きく開いて持ち上げること。首に負担がかかりやすいため、痛めがちな人は注意しましょう。

Body & Mind ここに効く!

B 背筋を強化する

B 背骨の伸びと柔軟性を高める

M ポーズ後の開放感でリラックス

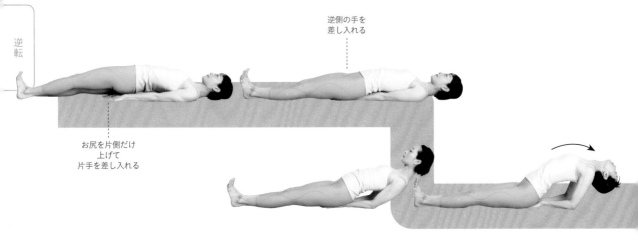

逆側の手を
差し入れる

お尻を片側だけ
上げて
片手を差し入れる

1 お尻の下で両手をくっつける

手のひらを下に向けて仰向けになり、足首は軽く反らしてフレックスにする。続いてお尻を片側ずつ上げ、両手をそれぞれ差し入れてくっつける。

2 ひじで体を起こしながら反らす

ひじを使って体を起こし、胸を開いて、首の前側を伸ばすように反らしながら、頭頂部を床につけていく。

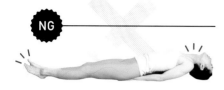

NG

足先がダランと伸びて首だけ反っても
胸は開かず背骨も伸ばせない

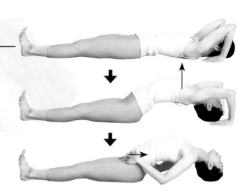

TRY

胸をさらに開く
強力バージョン

両手を真上に上げて顔
の横におき、手で床を
押すことで胸を大きく
持ち上げます。さらに
そけい部に手を当てて、
手前に引きながらキー
プを。

効かせるポイント 2

おなかを薄く
引き締めて
胸を引き上げる

力をつい抜きがちなおなかを薄
くするように締めると、その動
きに連動して胸がぐっと上が
り、開きやすくなります。

この部分に効く！

骨盤を起こして胸を大
きく開き、背骨全体を
しなやかに反らすこと
で、背骨沿いで姿勢を
支える「脊柱起立筋」
を効率よく強化します。

効かせるポイント 1

足首を軽く反らすと
骨盤の傾きが安定する

足首を反らす動きによって足がつけ根に
引き込まれ、それに連動して、後ろへ倒
れがちな骨盤がしっかり起き上がります。

---

3 **頭頂部を床につけて胸を開く**

頭頂部が床についたら、ひじで支えながら
胸をしっかり開く。おなかを薄く引き締め
ながら、胸に呼吸を入れるように意識して
30秒キープ。

効かせるポイント 3

舌を上あごにべったりつけて
首の詰まりを予防

舌の位置ひとつで、首の前側の筋肉が働くように。しっかり
反らせつつも、首の後ろが詰まって苦しくなるのを防ぎます。

動画もCHECK

弓のポーズ

ダヌラーサナ

反る

難易度
★★★

立位

座位

うつ伏せ

仰向け

逆転

胸を開いてから足を持ち上げる
最初からのプロセスを大切に

腰が詰まるほど体を反らすのはNG。胸を開くことを最優先にすると、体は自然と持ち上がり、心地よく背中が反らせます。お尻の筋肉も、かたく緊張させないように注意して。

Body & Mind ここに効く!

- **B** 背骨を反らして背筋を強化
- **B** 股関節の柔軟性を高める
- **M** やる気・集中力のアップ

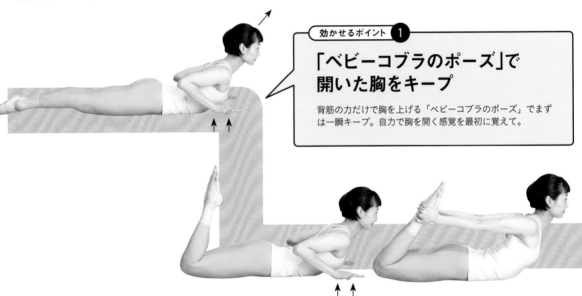

効かせるポイント **1**

「ベビーコブラのポーズ」で
開いた胸をキープ

背筋の力だけで胸を上げる「ベビーコブラのポーズ」でまずは一瞬キープ。自力で胸を開く感覚を最初に覚えて。

1 うつ伏せで手を浮かせて胸を開く

うつ伏せで重ねた両手に額をのせ、足をそろえて伸ばす。そこから頭頂が引っぱられるように顔を持ち上げ、両手のひらを胸の横につけたら、いったん手を離し、「ベビーコブラのポーズ」でキープ。

2 ひざを曲げて足首をつかむ

両手を上げたまま、つま先を伸ばしてひざを90度くらいに曲げたら、腕を後ろへ伸ばして手で足首をつかむ。

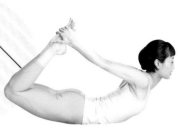

EASY

足先を持って マイルドに反らす

胸を開くことが目的なので、腰が詰まるほど無理に反らせる必要はありません。お尻の筋肉もかたくしすぎないように注意。

NG

胸が開かないまま体を持ち上げても肩や首が詰まって苦しいばかり

効かせるポイント ②

いったん足首を曲げてからひざを伸ばして体を起こす

足首を曲げた状態からつま先、ひざの順に伸ばして。腕で引っぱられるように上体が起き上がり、胸が自然に開かれます。

この部分に効く！

背骨を支える「脊柱起立筋」を効率よく強化。さらに肋骨へつながる「下後鋸筋」が働き、腰へ負担をかけずに反らすことができます。

目線は斜め上へ

足首は90度に曲げる

舌は上あごにつけて首の詰まりを防ぐ

---

3 足で手を引っぱり、胸を開く

いったん足首をフレックスにしたら、曲げたひざを伸ばしてすねを押し出す。足に引っぱられるように胸を開いたらつま先を伸ばし、太ももを床から浮かせて10秒キープ。呼吸は吸って胸を開き、吐いてリラックスすると、力みを防げる。

効かせるポイント ③

腕の引っぱりで肩を下げると胸が自然に持ち上がる

肩が上がると首や背中がギュッと詰まる原因に。腕の引っぱりとともに肩を下げると、胸が開いて体の伸びが生まれます。同時におなかを引き締めることで、胸が持ち上がる効果も。

動画もCHECK

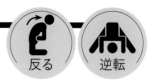
上向きの
弓のポーズ

ウールドゥヴァ・ダヌラーサナ

難易度
★★★

立位

座位

うつ伏せ

仰向け

逆転

足幅を狭く、手は外向きで
体がぐっと高く持ち上がる

ポイントは手足の使い方。足幅を狭くすると、ひざが開きにくくなり、足が伸びやすくなります。さらに手を外向きにして押し出せば、体がぐぐっと高く上がるのを感じられるでしょう。

Body & Mind ここに効く！

- **B** 背骨を反らして柔軟に
- **B** 背面の筋肉を強化する
- **M** やる気・集中力のアップ

効かせるポイント **1**

手の指を外に向けて
わきを締めやすくする

わきを締めると肩甲骨の働きで背骨が伸び、首の詰まりを防げます。手の指は外向きにしつつ、ひじは開かないよう注意。

ひじは平行に

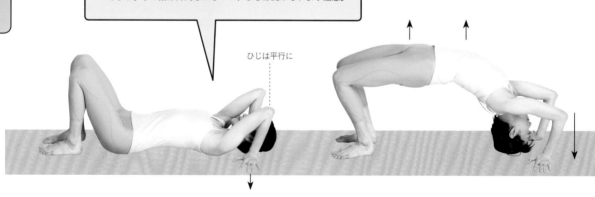

1 仰向けでひざを立て、手は耳の横に

仰向けの姿勢から、ひざを立て、両足を握りこぶし1個分あけた腰幅で平行に開く。さらにひじを曲げて腕を上げ、両手の指先を外に開いて耳の横におく。

2 手で押し上げ、頭頂部をつける

わきを締めたまま、手で床を押して体を持ち上げて、いったん頭頂部を床につける。

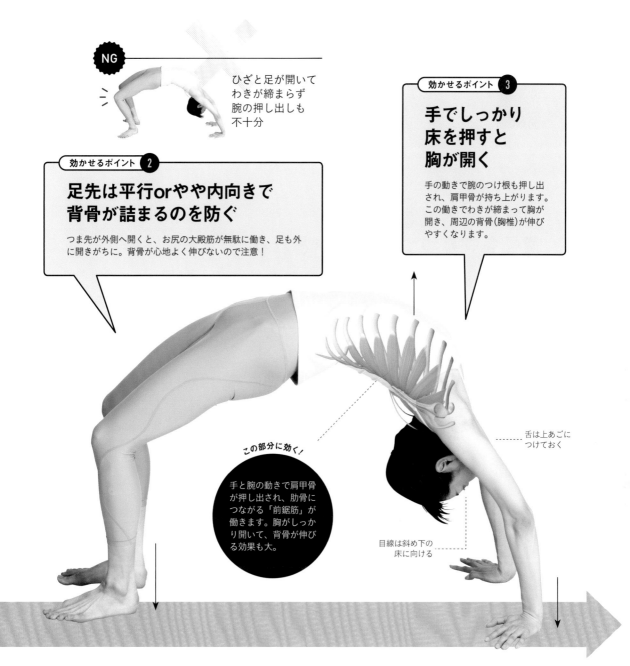

ひざと足が開いて
わきが締まらず
腕の押し出しも
不十分

効かせるポイント **3**

手でしっかり
床を押すと
胸が開く

手の動きで腕のつけ根も押し出され、肩甲骨が持ち上がります。この働きでわきが締まって胸が開き、周辺の背骨（胸椎）が伸びやすくなります。

効かせるポイント **2**

足先は平行orやや内向きで
背骨が詰まるのを防ぐ

つま先が外側へ開くと、お尻の大殿筋が無駄に働き、足も外に開きがちに。背骨が心地よく伸びないので注意！

舌は上あごに
つけておく

この部分に効く！

手と腕の動きで肩甲骨が押し出され、肋骨につながる「前鋸筋」が働きます。胸がしっかり開いて、背骨が伸びる効果も大。

目線は斜め下の
床に向ける

---

3 手足を強くし、さらに体を押し上げる

床を手でしっかり押しながら、足と腕で体を押し上げる。続いて、目線を斜め下の床に向けて首の前側を伸ばし、胸をさらに開いて10秒キープ。

TRY

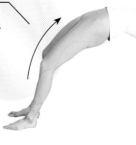
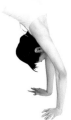

できる人はひざを
伸ばしてキープ

めざしたいポーズの最終形がこちら。強度は上がりますが、重心が頭側に移動することで、わきがググッと伸ばされ、胸の開きがさらに強まります。

鋤のポーズ

すき

ハラーサナ

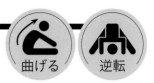
曲げる　逆転

難易度
★★☆

肩甲骨を寄せる動きで
背骨を守りつつポーズがとれる

体の上下を逆転させ、背骨をストレッチするこのポーズ。大きな
ポイントは、肩甲骨を寄せながら手で床を押す動きです。首を痛
めないように注意しながら、心地よい伸びを感じましょう。

Body & Mind ここに効く！

- B 神経全体をマイルドにストレッチ
- M 背中のストレッチでリラックス
- M 強めの刺激で集中力をアップ

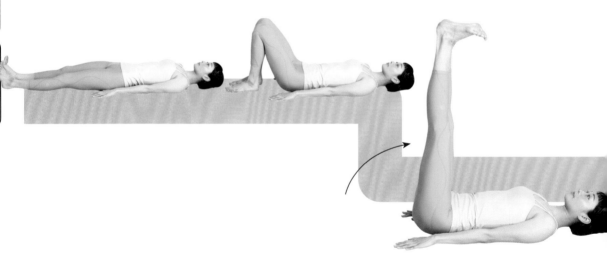

1 仰向けで両ひざを立てる

仰向けの姿勢で、両手のひらを下に向けて
体の横につける。そこから両足を曲げ、ひ
ざを立てる。

2 両足を伸ばして床から垂直に

片側ずつ足を浮かせてひざを伸ばし、床か
ら垂直にして両足をそろえる。

柔軟性に応じた
足の上げ方でOK

足をできるところまで
上げたら、腰を支えて
キープ。体がかたくて
むずかしい場合はお尻
を上げず、ひざを曲げ
て両足を上げるだけで
も効果は期待できます。

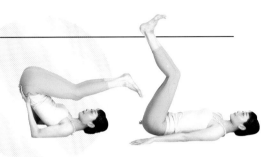

TRY

できる人はさらに
足の甲を伸ばしても

足のかかと側を伸ばすのに対し、甲
側を伸ばすと、首の後ろがより強く
伸ばされます。ただし首を痛めない
ように、決して無理はしないこと。

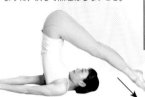

効かせるポイント 1

肩甲骨をぐっと寄せて床を押し
背骨を自然に伸ばす

組んだ手の肩を寄せると肩甲骨がぐぐっと内側に。そこから
床を押すと背骨が自然と浮き上がり、伸び感がアップします。

効かせるポイント 2

足首を曲げると
頭から足がもっと
効率よく伸びる

足首を曲げフレックスにすると、頭部〜
背骨〜足につながる神経が最大限に伸ば
されます。心地よさを感じながら行って。

足首は
フレックスに

3 手で床を押しながら
足を持ち上げる

ひざは伸ばしたまま、手で床を押し、
おなかの力を使ってゆっくりとお尻
を持ち上げて、足を頭の上につける。
手を組んで両肩を寄せながら背骨
を床から浮かせ、かかとを押し出し
て30秒キープ。

この部分に効く!

床を押すときは、肩の
先端で鎖骨と肩甲骨を
つなぐ「三角筋」が、
肩甲骨を下げ首を伸ば
すときは、背中の「僧帽
筋」の下部が働きます。

効かせるポイント 3

あごを胸につけ
頭を動かさず
自然呼吸をキープ

あごを胸に近づけると首の後ろ
がより伸ばされます。ただし決
して無理はせず、ポーズの間は
首を動かさないように注意。

動画もCHECK

肩立ちのポーズ

サルヴァンガーサナ

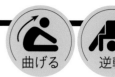

曲げる　逆転

難易度
★★★

立位

座位

うつ伏せ

仰向け

逆転

手の位置と使い方しだいで
体を支えるのが楽になる

逆転のポーズで体重を支える秘訣が、手の位置と使い方。勢い
にまかせるのでなく、二の腕で土台をつくってキープしましょう。
ただし首を痛めないよう、無理のしすぎは禁物です。

Body & Mind ここに効く!

- **B** 体を逆転させて血流を促す
- **B** 背骨を待ち上げて背筋を強化
- **M** 集中力を高めつつリラックス

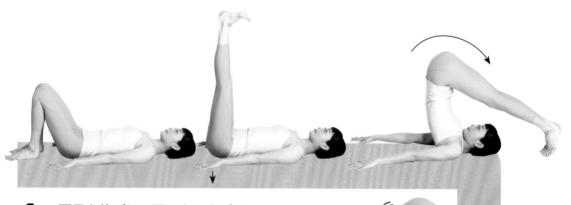

1 両足を伸ばして頭の上に上げる

仰向けになり、手のひらは下に向けて両ひざを
立てる。片足ずつ上げ、垂直に両足を伸ばした
ら、手で床を押しながらお尻を上げ、足を頭の上
につける。

効かせるポイント **1**

手で床を押しながら
お尻を揺らして
肩をさらに寄せる

肩甲骨を寄せると、浮いた背骨が伸びや
すくなるうえ、腕が内側に寄って、その
後のポーズをキープしやすくなる。

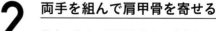

2 両手を組んで肩甲骨を寄せる

背中の後ろで両手を組んで床を押すようにしな
がら、つま先は床につけたまま、お尻を軽く左右
に揺らすようにして肩甲骨を寄せる。

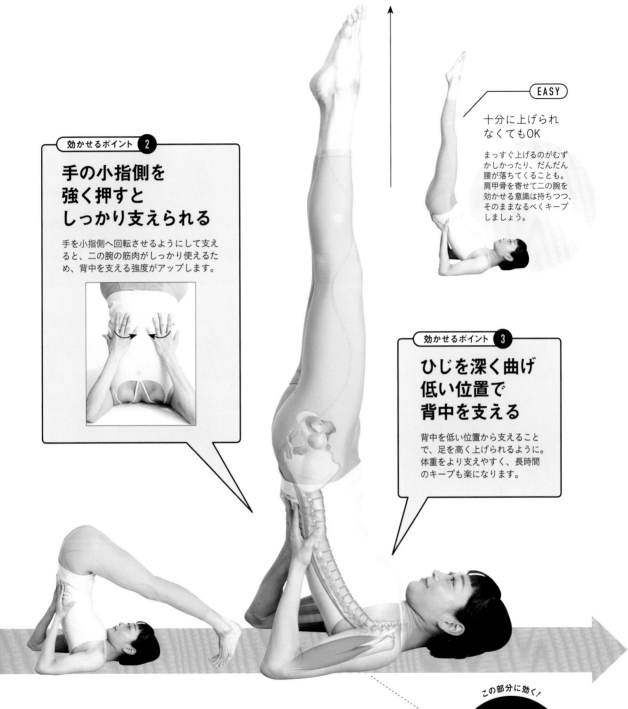

十分に上げられなくてもOK

まっすぐ上げるのがむずかしかったり、だんだん腰が落ちてくることも。肩甲骨を寄せて二の腕を効かせる意識は持ちつつ、そのままなるべくキープしましょう。

効かせるポイント **2**

手の小指側を強く押すとしっかり支えられる

手を小指側へ回転させるようにして支えると、二の腕の筋肉がしっかり使えるため、背中を支える強度がアップします。

効かせるポイント **3**

ひじを深く曲げ低い位置で背中を支える

背中を低い位置から支えることで、足を高く上げられるように。体重をより支えやすく、長時間のキープも楽になります。

3 背中を支えて足をまっすぐ伸ばす

ひじをなるべく深く曲げ、手のひらで背中のなるべく肩の近くを支える。そこから足を上へ持ち上げ、つま先までまっすぐに体を伸ばして30秒キープ。

この部分に効く!

手の小指側を強く押すと、体を支える腕の「上腕二頭筋」が働きます。背骨を逆向きに伸ばすことで「脊柱起立筋」の強化にも。

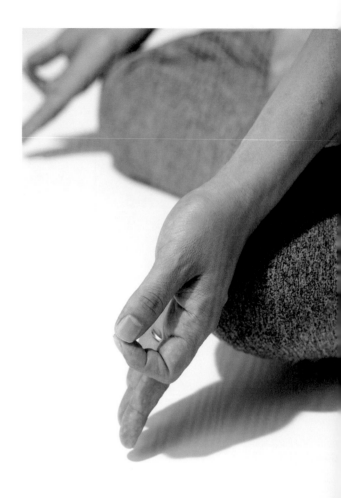

Meditation
COLUMN
瞑 想 コ ラ ム ❸

　瞑想には、脳の働きを静める効果のほかに、実は脳の認知機能を高めたり、活性化したりする「脳トレ」的なテクニックとしての側面があります。ここでは "集中力" をキーワードに、こうした効果を得るための瞑想について説明していきましょう。

　代表的なものに、"集中瞑想" ともいわれる「サマタ瞑想」があります。視覚や聴覚などの "五感" に集中するのも特徴で、身近な対象としては、鼻やおなかに出入りする呼吸、音楽やお経などがあります。座ってひざにおいた手のあたたかさに意識を向けるなども、よくあるテクニックです。

　もうひとつが "観察瞑想" ともいわれる「ヴィパッサナー瞑想」で、「マインドフルネス瞑想」もこの一種です。足裏の感覚ひとつひとつに意識を向ける "歩く瞑想" のほか、食事、入浴、歯磨きなど日常の行為、また自分の欲、偏見といったものも瞑想の対象になりえます。その目的は、これらを通して心身の変化へ "マインドフル" に集中し、脳が考えない状態をつくること。行為によっても感情がむやみに動きにくくなるので、ある意味、生きるのが楽になる方法とはいえるでしょう。

　ただ、あくまで私見ですが、せっかく生きるなら喜怒哀楽をポジティブに、まるごと楽しみたいもの。瞑想には確かにさまざまな効果がありますが、それを神聖で高貴なもの、その先にしか幸せはない！と期待しすぎないほうがいいかもしれません。

　一方、ヨガにはp.12でも紹介したメソッド全体を通して、人をポジティブに変える力があります。肩ひじを張らず、目を閉じて外に向きすぎた心を休め、自分の内側を観察する時間を日々の生活にとり入れてみましょう。

　　　　　　 "「集中力」を使った
　　　　　マインドフルな
　　　　瞑想テクニックで
　　　　脳の働きを高める "

運動学で答える
ヨガと体の
Q&A

QUESTION & ANSWER

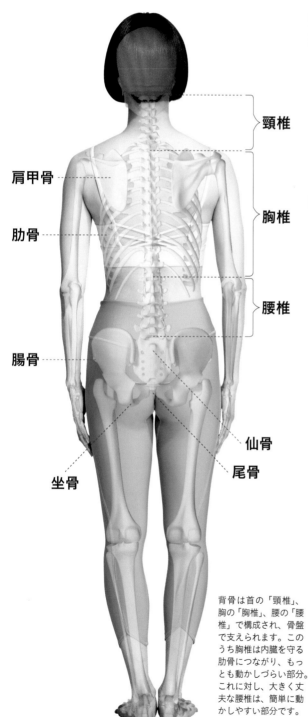

頸椎

肩甲骨

胸椎

肋骨

腰椎

腸骨

仙骨

尾骨

坐骨

背骨は首の「頸椎」、胸の「胸椎」、腰の「腰椎」で構成され、骨盤で支えられます。このうち胸椎は内臓を守る肋骨につながり、もっとも動かしづらい部分。これに対し、大きく丈夫な腰椎は、簡単に動かしやすい部分です。

Q. 「**骨盤**」の位置はどうやって確認できますか？

A. 手でさわるとパーツごとに確認ができます

上半身と下半身をつなぐ骨盤は、姿勢のバランスを保つのに欠かせない部分です。部位ごとの位置を確認し、ポーズの安定に役立てましょう。

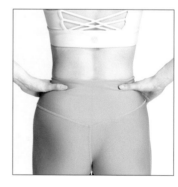

腸骨

骨盤の左右に広がる扇形の骨で、腰ばきのパンツが引っかかる骨の出っぱり。「骨盤を水平に」と言われる場合は、両手をここに当てて左右の傾きを確認できます。

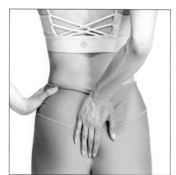

仙骨

骨盤の中央にあって、背骨を下から支える逆三角形の骨。ちょうど手のひらくらいの大きさで、手を下に向けて腰椎の下に当てたところに位置します。

Q. 「**坐骨**」がどこなのか よくわかりません

A. お尻を前後に 動かすと当たる部分です

骨盤の下端で、お尻の高さにある出っぱった骨。座位のポーズで「坐骨を床に左右均等につける」とよく言われますが、それによって左右に傾きのない、安定した姿勢が保てます。

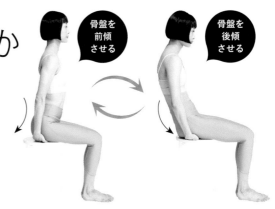

骨盤を前傾させる

骨盤を後傾させる

椅子に座ってお尻と椅子の間に手をおくと、手に当たる骨の部分。わかりづらいときは、骨盤を前後に傾けてみて。

Q. 「**尾骨**」の場所を 探す方法は？

A. お尻の間に指を沿わせる と引っかかる部分です

仙骨の下の、背骨の末端の部分。進化の過程で退化した「しっぽ」の名残りです。肛門のあたりに指を当て、お尻の間に沿ってなで上げると、尾骨の突起がわかります。ヨガでは骨盤を前に出すとき、「尾骨を前にたくし込む」といった表現でよく使われます。

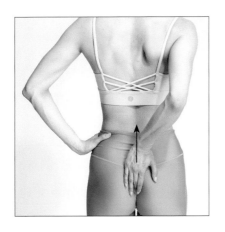

Q. 「**内ももを 締める**」って どうやるの？

A. 足を内側に 寄せると 力を入れる 部分が わかります

太ももの内側にある「内転筋群」が働くことで、内ももが引き締まります。立って片足をまっすぐ内側に寄せると、力が入る部分です。

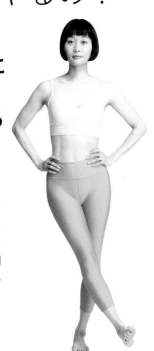

Q.「骨盤」の正しい角度はどうすれば確認できる？

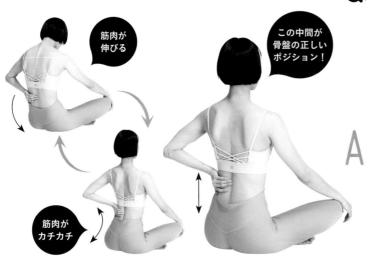

筋肉が伸びる

この中間が骨盤の正しいポジション！

筋肉がカチカチ

ウエストラインの後ろに指先を当て、背中を丸くして背骨の出っぱりを確認。次に背中を反らすと、背骨が前に入って両側の筋肉がかたくなる。この中間で筋肉の力がストンと抜けたところが、骨盤の理想的な角度。

A. 骨盤を前後させ背骨わきの筋肉がゆるむところです

骨格が正しい位置にあるとき、筋肉は最低限の力で体を支えられます。骨盤が正しく起きたニュートラルなポジションを、骨盤を前後に倒しながらさわって確認しましょう。

Q.「股関節」をスムーズに開けるようになるには？

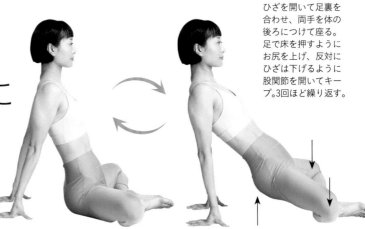

ひざを開いて足裏を合わせ、両手を体の後ろにつけて座る。足で床を押すようにお尻を上げ、反対にひざは下げるように股関節を開いてキープ。3回ほど繰り返す。

A. 股関節を「外旋」するワークで筋肉を柔軟に

開脚系のポーズは、股関節を外旋（外に回す動き）させます。周辺の筋肉を柔軟にして股関節を開くワークで外旋のコツを覚えましょう。ただしもともと内股ぎみの人など骨格的に開脚しづらい人は、痛める可能性もあるため避けてください。

応用ポーズ
⑭ 合せきのポーズ（p.76）
⑱ 座った開脚のポーズ（p.84）

Q. 「**骨盤を起こす**」状態を キープする方法は？

A.

手で骨盤を起こして 「腸腰筋」を強化

骨盤がしっかり起きた状態をキープするには、背骨〜骨盤と大腿骨をつないで支える「腸腰筋」を鍛えるのが近道。手を上げることで背骨の伸びをつくり、腕の重さで負荷をかけながら筋肉を活性化させていきましょう。

FRONT

SIDE

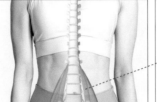
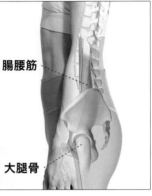

腸腰筋

大腿骨

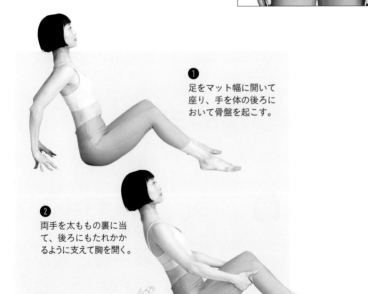

❶ 足をマット幅に開いて座り、手を体の後ろにおいて骨盤を起こす。

❷ 両手を太ももの裏に当て、後ろにもたれかかるように支えて胸を開く。

❸ 両手を体から90度以上斜め前に上げ、できるだけキープ。少し休んで、3回ほど繰り返す。

応用ポーズ

ダンダーサナ（p.26）

ダンダーサナでは、股関節を90度に曲げ、骨盤をしっかり起こすことが必要。苦手な人は、ポーズをとって手を斜め前に上げ、腸腰筋を鍛えましょう。

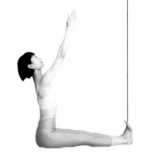

座法5種（p.30）

NG

骨盤がダラリと倒れるのはNG。手で支えながらしっかり起こして

Q. 肩につい **力が入って** しまいます

SIDE　　FRONT

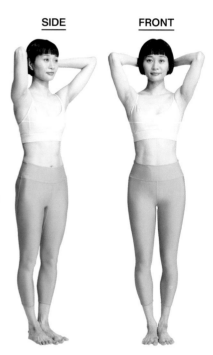

A. 肩に負担のない 「ゼロポジション」を覚えて

肩関節がいちばん安定して楽なのは、まわりの筋肉がどこも緊張していない、ニュートラルな状態。手を組んで後頭部に当て、ひじをやや前、視野に入るよう出した位置が、肩の「ゼロポジション」。この肩の位置を覚えれば、ヨガのポーズだけでなく、ふだんの姿勢も改善。

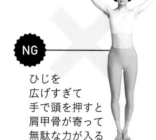

NG

ひじを
広げすぎて
手で頭を押すと
肩甲骨が寄って
無駄な力が入る

Q. 「**胸を開く**」感覚がつかめません…

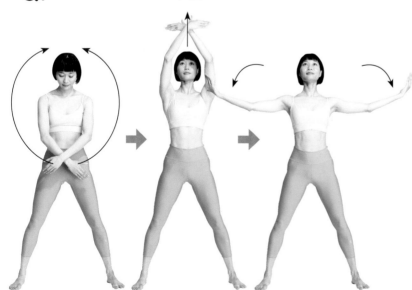

体の前で腕をクロスして、親指を上にしたまままわし上げる。腕は視野の範囲で動かすことがポイント。そこから胸を外に開いて下ろしていく。

A.

腕をまわし上げてから下ろすと肩甲骨と胸が開く

肩関節を外にまわして広げると、肩甲骨の動きに連動して胸が開きやすくなります。できる人は、胸椎の動きを感じながら行ってみるといいでしょう。

応用ポーズ

04 戦士のポーズⅡ
（p.56）…など

Q. 肩や首を詰まらせず「胸を反らす」には？

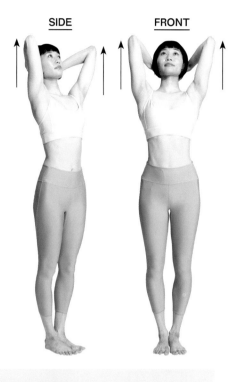

SIDE　FRONT

A. ひじを上へ押し出し肩甲骨まわりの筋肉を効かせて

後頭部で手を組む左ページの「ゼロポジション」から、ひじを上へ押し出してみましょう。肩甲骨と肋骨をつなぐ「前鋸筋」が働き、首や肩が詰まることなく、胸だけを開いて反らすことができます。

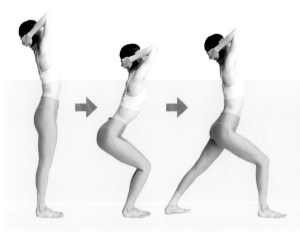

首や肩を詰まらせない「反らすポーズ」のコツ

ひじを押し出して胸を開いてから、お尻を突き出すようにスクワット。前後に開脚するときは、片足を後ろに引いて背筋をしっかり働かせながら、胸を気持ちよく反らしましょう。腹筋の力を抜かないことも大切です。腹筋で肋骨と骨盤の間が安定し、反り腰も回避できます。

応用ポーズ

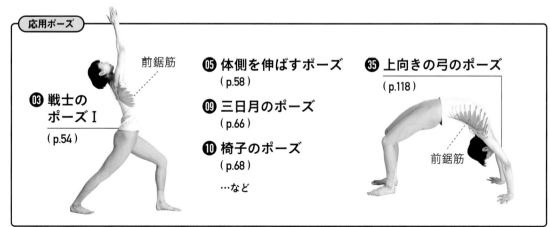

前鋸筋

03 戦士のポーズ I
（p.54）

05 体側を伸ばすポーズ
（p.58）

09 三日月のポーズ
（p.66）

10 椅子のポーズ
（p.68）

…など

35 上向きの弓のポーズ
（p.118）

前鋸筋

Q. 下半身を安定させるコツはありますか？

A. そけい部を引き込んで「腸腰筋」を働かせて

正しい姿勢をとるには、骨盤が前後左右にブレず、安定していることがマスト。多くの人は骨盤が前に突き出て、股関節の前側に寄りかかるような「休め」の姿勢でいます。骨盤を安定させるには、そけい部を後ろに引き込むこと。股関節の「腸腰筋」がしっかり働き、体全体が安定します。

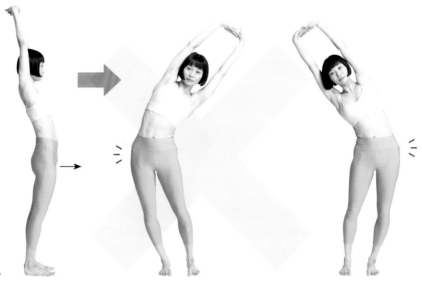

NG

骨盤が先にグラつきしっかり側屈できない

側屈するときを例に見てみましょう。骨盤が前に突き出ると、股関節の前側に重心が乗り、前ももの筋肉はパンパンに張った状態に。骨盤が先に動いて、思うように背骨を側屈できません。

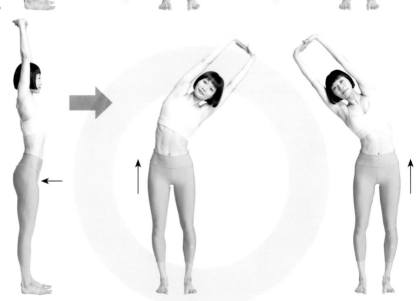

OK

骨盤がどっしり安定するから体幹から側屈できる

足のつけ根のそけい部を後ろに引き込むことで、骨盤が前後左右にブレずに安定。この状態から上体を横に倒すと体幹だけを動かせるので、心地よく側屈できます。

Q. バランス系のポーズがどうしても苦手です…

A. 「手の三角形」を骨盤に当てて安定させましょう

上半身と下半身をつなぐ骨盤が安定しないと、バランス系のポーズはうまくできません。おすすめは手で三角形をつくり、親指をおへそに当て、その部分を軽く後ろに引き込む方法。腸腰筋が効率よく働いてポーズが安定します。

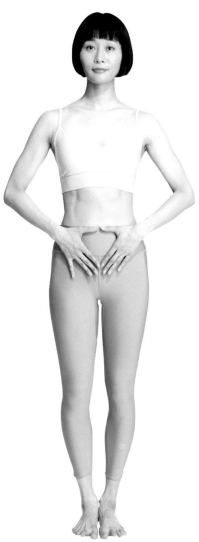

骨盤が安定せず腰がグラグラ振れてしまう

腰の出っぱった骨（腸骨）に手を当てただけで、ひざを伸ばしながら片足を前後に振ってみましょう。骨盤が安定せず、腰が前後左右にグラグラと振れてしまいます。

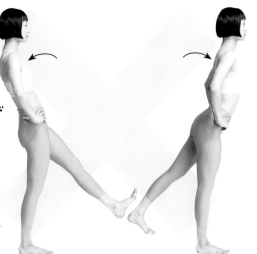

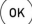

骨盤が安定して股関節だけが動かせる

「手の三角形」を当てて引き込んだ状態から、足を前後に振ります。骨盤が安定しているので股関節だけが動き、片足立ちでもブレがなくなるのを感じるはず。

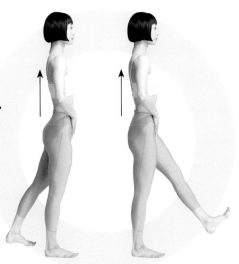

応用ポーズ

- ターダーサナ（p.24）
- ❸ 戦士のポーズⅠ（p.54）
- ❾ 三日月のポーズ（p.66）
- ⓬ 木のポーズ（p.72）…など

Q. 背骨や肩甲骨の動きをよくする方法は？

A. 鎖骨から動かすことでスムーズな動きに

肩甲骨は、鎖骨と連動して動きます。肩甲骨が動かしづらい人は、鎖骨から動かしてみるといいでしょう。肩甲骨がよく動くようになると、土台である肋骨と、それを支える胸の部分の背骨（胸椎）の動きもスムーズに。

| 背骨の動き | 肩甲骨の動き | 応用ポーズ |

背骨の動き　　肩甲骨の動き

曲げる　反る

鎖骨に指を当て、前方へ突き出す・後ろへ引く動きを繰り返して。背骨を曲げる・反らすポーズに応用できます。

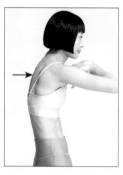 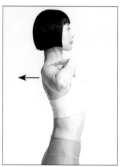

側屈する

鎖骨から左右交互に上下に肩を動かします。肩甲骨が上下へ回転するように動き、側屈がスムーズに。

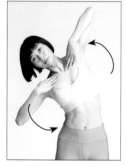 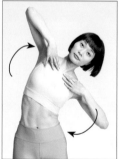

ねじる

片側の肩を鎖骨から前へ突き出し、反対側は後ろに引いて交互に繰り返すと、ねじりの動きが深まります。

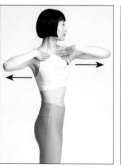 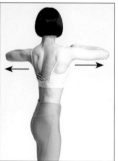

応用ポーズ

⓯ 背面を伸ばすポーズ
（p.78）

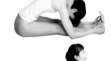

㉑ 半分の鳩のポーズ
（p.90）…など

⓯ 体側を伸ばすポーズ
（p.58）

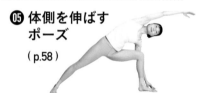

⓱ ねじって頭をひざにつけるポーズ
（p.82）…など

⓫ ねじった椅子のポーズ
（p.70）

㉒ 半分の聖者マッツェーンドラのポーズ
（p.92）…など

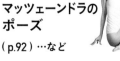

Q. 足をしっかり**伸ばす**ためのポイントは？

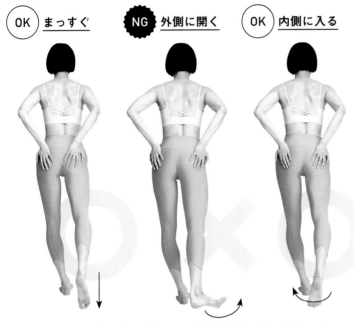

OK まっすぐ　　NG 外側に開く　　OK 内側に入る

お尻に手を当てて片足に体重をかけ、反対の足を浮かして後ろへ伸ばす。つま先を外側に向けると、お尻の筋肉に力が入るのがわかる。次につま先を内側に向けて、お尻の筋肉がゆるむことを確認。この足の向きを覚えて。

A. つま先はまっすぐor やや内向きでお尻の 筋肉を使わない

お尻に広がる筋肉「大殿筋」は、足を外に開くときに働く筋肉。足を伸ばすときの妨げにならないよう、つま先はまっすぐか、やや内側に向けるようにしましょう。

応用ポーズ

㉑ 半分の鳩のポーズ（p.90）

㉔ コブラのポーズ （p.96）

㉕ バッタのポーズ（p.98）

㉜ 体の前面を強く伸ばす ポーズ（p.112）…など

Q. **バランス**をとりやすい足裏の体重の かけ方は？

A. 親指でしっかり 床を押して

つま先立ちになると、どうしても足が外に開いて足首がグラグラしがち。グラつきを抑えるには、足を伸ばすポーズで親指側で床を押すように意識して。ターダーサナや立位、バランス系のポーズで応用できます。

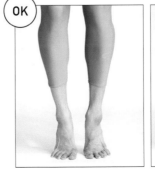

OK

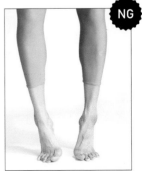

NG

Q. 首を詰まらせずに**反らす方法**は？

A. 舌を上あごにつけて、首の筋肉を安定させる

首の前側の筋肉をしっかり使うと、反らしても苦しくなりません。コツは舌を上あご全体にべったりつけること。首の前の「舌骨筋群」が働き、反らしてもしっかり頭を支えられるため、首の詰まりを回避できます。この舌のポジションを日常的に意識すると姿勢が安定。

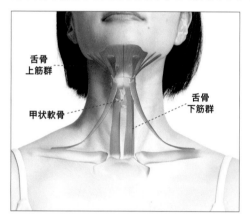

舌骨
上筋群

甲状軟骨

舌骨
下筋群

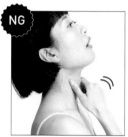

NG

舌がダランと下がる

上を向くと口が開きやすく、舌が下がる。この状態でのどぼとけ（甲状軟骨）を動かすと、左右にグラグラ揺れる。

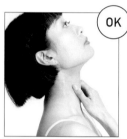

OK

舌を上あごにつける

舌が上がると、のどぼとけは動きづらくなる。これは舌骨下筋群がきちんと働き、首の前側の筋力が効いている証拠。

A. 首全体を一気に反らさず、目線から上に向ける

上を向いたり反らすときは、首全体を一気に反らすと関節が詰まって苦しくなります。ポイントは、目線を使って見上げる動きを先に、そこから首の前を伸ばすこと。舌は上あごにつけておくのをここでも忘れずに。

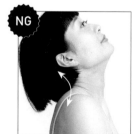

NG

全体を反って上を見る

首全体を使って見上げると、首の関節（頸椎椎間関節）が大きく動く。首の後ろがつぶれて負担がかかり、呼吸も詰まりがちに。

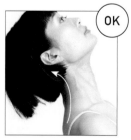

OK

首のつけ根で上を見る

目線から先に上げるようにすると、首のつけ根の「環椎後頭関節」が動く。首の関節や、呼吸が通る気道もつぶさず、楽に反らせるように。

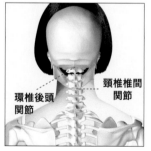

環椎後頭
関節

頸椎椎間
関節

頭蓋骨との間で、うなずいたり、首を振るなど小さな動きをするのが「環椎後頭関節」。これに対し、「頸椎椎間関節」は首の大部分で大きく振り向く、見上げるなどの動きを担当。

応用ポーズ

❷❸ ラクダのポーズ
（p.94）

❷❹ コブラのポーズ
（p.96）

❸❷ 体の前面を強く
伸ばすポーズ
（p.112）

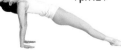

❸❺ 上向きの弓の
ポーズ
（p.118）…など

Q. 「**深い呼吸**」ができているか どうやって確認できますか？

A. 肋骨が広がる動きをさわって実感できます

呼吸をすると、肺を守る肋骨がいっしょに動きます。肋骨の上下の端にふれながら呼吸し、肋骨を前後左右に広げてみましょう。深く呼吸する感覚が身につきます。

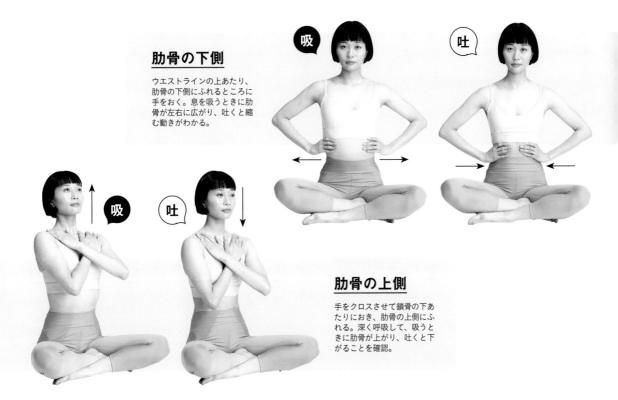

肋骨の下側

ウエストラインの上あたり、肋骨の下側にふれるところに手をおく。息を吸うときに肋骨が左右に広がり、吐くと縮む動きがわかる。

吸　吐

吸　吐

肋骨の上側

手をクロスさせて鎖骨の下あたりにおき、肋骨の上側にふれる。深く呼吸して、吸うときに肋骨が上がり、吐くと下がることを確認。

CHECK

本書における 呼吸の考え方

流派によっては、プロセスの動きひとつずつに呼吸を合わせる場合がありますが、「快適さ」を最優先する本書のヨガでは、太陽礼拝を除くポーズをすべて「自然呼吸」で行います。それは、体が心地よくニュートラルな状態になれば、呼吸はおなかにも胸にも、必要なだけ自然に入ってくるため。呼吸が止まったり、荒くなったりするのは、体が緊張して、興奮している証拠です。ポーズが快適でないサインとして、強度が適切かどうかの目安にもなるでしょう。

上半身の不調に >>>

[原 因 と 対 策]

肩こりは、心身が緊張状態にあると起こります。ストレスがかかると、いちばん大切な首を守るため、肩がギュッと上がり、体を丸めるような防御姿勢になりがちです。その結果、肩がすくんで縮こまり、周辺の筋肉の血流が滞って、こりを引き起こす原因に。そのほか、頭が前に突き出た姿勢や、あごのかみ締めなども影響します。改善のためには、まず心身の緊張をほぐすこと。そして体を伸ばし、姿勢を正していくことが大切なポイントです。

背骨を
伸ばして
整える

p.66

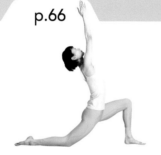

09 三日月のポーズ

体を反って胸を開き、背骨の延長上に
首を心地よく引き伸ばします。

p.92

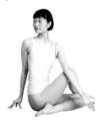

**22 半分の聖者
マッツェーンドラのポーズ**

深いねじりで背骨を整えながら
自分の「まっすぐ」を感じましょう。

PROGRAM

プログラムなら
もっと効く！
YouTube 動画

⇒各ポーズごとに
　再生しましょう

立位

**08
ぶら下がった
開脚前屈**

▶

立位

**07
かんぬきの
ポーズ**

▶

立位

**09
三日月のポーズ**

▶

肩こり解消 ポーズ

背中の筋肉を活性化する

p.96

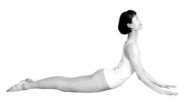

24　コブラのポーズ

丸くなった背中の筋肉を鍛えて
前に縮こまった姿勢を起こします。

p.64

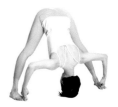

08　ぶら下がった開脚前屈

重力による影響を逆転させることで
肩を下げる筋肉を活性化しましょう。

胸を開いてリラックスする

p.114

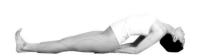

33　魚のポーズ

体を反りながらも脱力するポーズで
リラックスと同時に胸を開きます。

p.62

07　かんぬきのポーズ

体側を心地よく伸ばし、呼吸を
スムーズにして開放感を得ましょう。

座位

22
半分の聖者
マッツェーンドラの
ポーズ

▶

うつ伏せ

24
コブラのポーズ

▶

仰向け

33
魚のポーズ

▶

リラックスポーズ
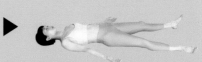
シャバーサナ
p.29

下半身の不調に >>>

[原 因 と 対 策]

腰痛の原因はさまざまですが、骨盤が体の中心からずれて不安定になることが大きく影響します。改善のためには、しっかりと骨盤を立てて、腰のカーブを強すぎず弱すぎず、自然に保つことが大切。また、股関節の柔軟性が低下することも、腰に悪影響を与えます。特に、お尻の筋肉がかたくならないように注意！　さらに心が疲れて元気がなくなると、骨盤は倒れがちになります。気持ちをシャキッと引き締めて、前向きなマインドにしていきましょう。

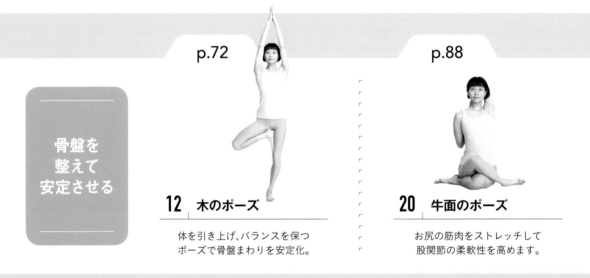

骨盤を
整えて
安定させる

p.72

12 木のポーズ

体を引き上げ、バランスを保つ
ポーズで骨盤まわりを安定化。

p.88

20 牛面のポーズ

お尻の筋肉をストレッチして
股関節の柔軟性を高めます。

PROGRAM

**プログラムなら
もっと効く！**

YouTube 動画

⇒各ポーズごとに
再生しましょう

立位

10
椅子のポーズ

▶

立位

04
戦士の
ポーズⅡ

▶

立位

12
木のポーズ

▶

腰痛解消ポーズ

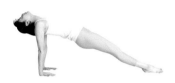
座位

20
牛面のポーズ

▶

仰向け

32
体の前面を
強く伸ばすポーズ

▶

座位

19
舟のポーズ

▶

リラックスポーズ

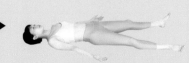

シャバーサナ
p.29

背骨の動きとポーズのタイプから選べる

体の使い方別 ポーズINDEX

背骨の動きや、強化ポイントから、いまの自分に必要なポーズを選べるリストです。
各項目をまんべんなく行えば、全身のバランスが心地よく整います。

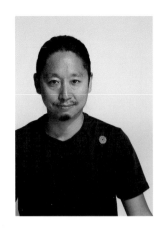

ヨガインストラクター／理学療法士　**中村尚人**　<ruby>中村尚人<rt>なかむらなおと</rt></ruby>

1999 年より、理学療法士として大学病院リハビリテーション科、急性期病院から介護保険領域まで幅広く経験を積む。12 年間の臨床経験を通して予防医学の重要性を感じ、ヨガ・ピラティススタジオ「TAKT EIGHT」を東京・八王子に設立。また 2008 年より、アンダー・ザ・ライト ヨガスクールの指導者養成コースにて解剖学講座を担当。E-RYT500、S-VYASA YTIC、Yoga Synergy 正規指導者 Level4 などを有するインストラクターとして、またヨガ解剖学の第一人者として、雑誌・ＴＶ・イベント等に出演多数。コンテンツ開発、商品開発の分野でも活躍する。著書に『体感して学ぶ ヨガの運動学』（BAB ジャパン）、監訳に『図解 YOGA アナトミー：筋骨格編』（Under The Light Yoga School）など。

The official website of NAOTO NAKAMURA
https://www.naoto-nakamura.com/

Staff

ブックデザイン ／ 高木秀幸・石田絢香（hoop.）
撮影 ／ 佐山裕子（主婦の友社）
動画撮影 ／ 山内純子
筋肉 CG 制作 ／ 佐藤眞一（3D 人体動画制作センター）
ヘア＆メイク ／ 福寿瑠美（PEACE MONKEY）
モデル ／ 三田瑶子
構成・取材・文 ／ オカモトノブコ
編集担当 ／ 野崎さゆり（主婦の友社）

衣装協力 ／ イージーヨガジャパン（☎ 03-3461-6355）

<ruby>効<rt>き</rt></ruby>かせるヨガの<ruby>教科書<rt>きょうかしょ</rt></ruby>

2021 年 7 月 31 日　第 1 刷発行
2022 年 5 月 10 日　第 6 刷発行

著　者　中村尚人　<ruby>中村尚人<rt>なかむらなおと</rt></ruby>
発行者　平野健一
発行所　株式会社主婦の友社
　　　　〒 141-0021　東京都品川区上大崎 3 - 1 - 1
　　　　　　　　　　目黒セントラルスクエア
　　　　電話　03-5280-7537（編集）
　　　　　　　03-5280-7551（販売）
印刷所　大日本印刷株式会社

Ⓒ Naoto Nakamura 2021 Printed in Japan
ISBN 978-4-07-448284-9